HEAL YOUR BODY

身心的重建

Louise Hay

[美] 露易丝·海 —— 著　　　潘枫 —— 译

U0274316

中国宇航出版社

·北京·

著作权合同登记号：图字：01-2024-4869号

图书在版编目（CIP）数据

身心的重建 ／（美）露易丝·海著；潘枫译. 北京 ： 中国宇航出版社，2025. 1. -- ISBN 978-7-5159-2440-3

Ⅰ. R395.6

中国国家版本馆CIP数据核字第2024JU9556号

策划编辑 田芳卿	**责任校对** 谭　颖
责任编辑 田芳卿	**封面设计** 毛　木

出 版 发 行	**中国宇航出版社**
社 址	北京市阜成路 8 号　　　　　邮 编　100830
	（010）68768548
网 址	www.caphbook.com
经 销	新华书店
发行部	（010）6876/386　　　（010）68371900
	（010）68767382　　　（010）88100613（传真）
零售店	读者服务部
	（010）68371105
承 印	北京中科印刷有限公司
版 次	2025 年 1 月第 1 版　　　2025 年 1 月第 1 次印刷
规 格	710×1000　　　　　　　开 本　1 / 16
印 张	8.5　　　　　　　　　　字 数　90 千字
书 号	ISBN 978-7-5159-2440-3
定 价	39.00 元

本书如有印装质量问题，可与发行部联系调换

如何使用本书 ⟩

我建议大家列出曾经患过的每一种疾病，然后对照本书，找出致病的各种心理诱因。大家会从中发现某种新的思维模式，这种思维模式能让自己更加了解自己。选择一些肯定的话，并坚持反复复述一个月，这将有助于消除大家长期以来坚持的旧的思维模式。

当大家能够真正生活在爱的内心世界里，认可自己，肯定自己，相信自己拥有神圣的生命力量，那么幸福与快乐就会充满我们的生活，疾病和不适就会从我们的生命中消失。

我们的目标是过上幸福、健康的生活，享受爱的陪伴。爱能化解愤怒，爱能消解怨恨，爱能驱散恐惧，爱能创造安全。当大家在内心构筑起一个完全爱自己的空间时，生活一定会变得轻松、和谐、健康、安适和快乐。

尽己所能地爱自己，世界就会把这种爱映射到你的身上！

生活爱你，我也爱你！

露易丝·海

Louise Hay

露易丝·海身心疗愈十大法则

1. 自我接纳：认可自己作为一个独特个体的固有价值和意义。培养自我接纳和对自己的爱，我就是我。

2. 积极肯定：利用肯定的力量，用积极的信念重塑你的潜意识。用诸如"我值得爱和幸福"之类的肯定来改变你的思维方式，在你的生活中表现出积极的变化。

3. 宽恕：对自己和他人练习宽恕。释放任何阻碍你体验内心平静和个人成长的怨恨、愤怒或负面情绪。

4. 情绪释放：让自己以健康的方式表达和释放被压抑的情绪。明白情绪是人类体验的自然组成部分，允许自己感受情绪可以促进疗愈，提升幸福感。

5. 放开限制性信念：识别并挑战可能阻碍你个人成

长和幸福的限制性信念。用支持你幸福和成功的激励性信念来取代它们。

6. 自我照顾：优先考虑能滋养身体、思想和精神的自我保健活动。参与运动、健康饮食、冥想和置身大自然等练习，以增强你的整体健康状况。

7. 身心联系：认识你的思想、情绪和身体健康之间的密切联系。要明白你的心理和情绪状态会影响你的身体健康，反之亦然。

8. 感恩：养成每天感恩的习惯，把注意力转移到生活中的积极方面。经常回应和欣赏生活中的祝福，可以增强你的整体幸福感和健康快乐。

9. 可视化：利用可视化的力量清晰地描绘出你想要的生活。想象一下自己已经体验到自己想要的爱、快乐和富足，让这些积极的画面来指导你的行为和选择。

10. 自爱自赏：将自爱自赏作为疗愈之旅的基本方面，用善良、理解和温柔对待自己，培养对自己深深的爱和欣赏。

英文版读者评论

（选自亚马逊网站）

相信每个人都应该有一本。这是一本非常棒的图书，可以帮助大家大致了解自己的疾病可能来自哪里。这些年来我购买了好几本送给朋友。令人惊讶的是，它的内容非常有效，而且使用起来非常简单。推荐！

——Lilly

从第一天起就感觉对我的身体有很好的影响。我买这本书是因为一位天使朋友的推荐，我非常感谢这部杰作。

——Fabián G.

这本图书真是个惊喜，是由我在 YouTube 上关注了好几年的健身教练推荐的，非常感谢她。半小时读完了这本书，我认为它可以改变大家的生活以及对健康和疗愈的看法。

——Sherri Caldwell

很难描述我的背痛有多严重，因为每个人的背痛经历都不一样。我断断续续地背痛已有两年多了，在过去的一年里极度疼痛，疼痛出现在我背部的上下和左右。我在一周前开始阅读这本书，也就是将其付诸实践的第二天，我的疼痛减轻了50%。一周过去，我想说疼痛已经减轻了大约80%，几乎没有疼痛的感觉了。如果你像我一样苦苦挣扎，那么读读这本书，然后试一试，也没什么好失去的。即使我只有这几天不再疼痛，过一段时间背痛又回来了，但记住无痛是什么感觉也是值得的。

——Lisa Bennett

如果你患有任何疾病，这本书将告诉你疾病的潜在心理原因是什么，并帮助你转变一种新的思维模式，这样你就可以从内在完全康复。

——Amazon Customer

谢谢露易丝·海，我正在向朋友和家人赠送这本书。当你的医生无法帮助你解决情绪、心理和身体问题时，每个人都应该拥有这本图书作为疗愈参考。

——MsDbone

这些年来，我一直有令人非常痛苦的溃疡发作。我进行局部治疗，尽管治疗很有帮助，但愈合速度很慢。阅读露易丝·海的《身心的重建》，帮助我了解了反复出现这种疾病的心理原因。如果你相信思想在自我疗愈中的力量，那么这本书是必不可少的。无论你的症状是严重的还是轻微的，这本书都能帮到你。我最初获得这本书是导师送给我的，现在我也在做同样的事情，把它传递给更多可能从中受益的人。

——Michele Balde Book

我与他人一起做治疗工作，并且很多年来一直在使用这本书。我几乎为所有的朋友都买了这本书，作为礼物赠送给他们。当你患病时，它是一个很好的参考。我从书中查了一下自己的情况，然后开始实践——改变自己、改变想法、付诸行动，这些做法加快了疗愈的过程，我很少再需要进一步的西式医疗的帮助。我喜欢这本书，这是智慧的结晶。

——Ann E. Coughlin

露易丝·海认为，疾病的心理或情绪原因基本上是愤怒或恐惧。它很简短，通俗易懂，列出了各种疾病、可能的原因以及用来解决这些问题的建议。我并不是说书中内容是完全正确的，或者能"治愈"所有疾病，但它可能会有所帮助，可以让人们思考可能对健康造成的压力。这些年来，我一直向其他人推荐这本书。

——Crystal

如果你喜欢冥想并且喜欢寻找新的方法来调整冥想，我推荐这本书，这个价格让它物有所值！

如果你是一个对积极肯定反应良好的人，那么这可能是一项了不起的投资。我认为，通过思想的力量确实有可能改变我们的身体健康，这真是太神奇了。消极的想法可能会导致健康的人身体恶化，而积极的想法可能使绝症缓解。

——Allysen W.

这本书在短短几页中就让我深入了解了自己的内在自我！通过分析身体出现了哪些问题，你会发现关于自己的信息，这真是太神奇了！这本书给出了帮助大家解决所面临的问题和内在挑战的自我肯定方案，这样大家就可以与自己更加和谐和一致，并且处于平静之中。这本书确实对我有用，非常感谢作者创作出这部简短但令人惊叹的杰作！

——Igor

这本书很漂亮，我发现它很有启发性，而且对我非常有帮助。我全天都在说自我肯定的话，甚至当我开车的时候。而且我发现我的疼痛可以大大地缓解，我的整体健康状况也有很大的改善。心灵和身体之间的联系是不可否认的，尽可能利用这种自愈力量是有意义的。这本书主体内容是一份疾病和病痛清单，以及治愈这些疾病和病痛的自我肯定话语。如果你想治愈自己的疾病，那么这本书就是你需要的。

——Mrs Baker

多年来，我一直在寻找这样的书。这本书提供了思想与健康之间联系的线索。更重要的是，书中提供了需要做些什么来改变旧的思维模式。我一直都知道这么做是有效的，并且多年来一直在寻找这类信息。这本书中的内容很准确，作者是一个了不起的人!

——M. Dupre

这本书很容易阅读。露易丝·海确实打破了我们对身体系统和疾病方面的认知。她让大家知道这些疾病从何而来，以及用哪些积极肯定的话语来缓解这种疾病。我向所有认为情绪和思想会导致身体疾病的人推荐这本书。

——Sarah

《身心的重建》是一本很棒的读物，它确实可以帮助你从另一个角度理解身体"疾病"背后的潜在原因，我觉得这很有趣。这本书非常适合那些患有严重疾病和健康问题的人，这些内容可以帮助大家更好地了解身体的功能以及思想、情绪和悲伤记忆对身体产生的不同影响，从而帮助预防疾病。这是一本真正脚踏实地、富有启发性的读物，它使我们与自己的思想和身体成为伙伴。我买这本书是为了帮助我了解姐姐的癌症，它帮了大忙。

——sunflower

这本书改变了我的生活。这听起来很滑稽，只要说一句话就能改变一件事情，但确实行得通！我在自己生活不顺的时候读过它，在减肥时读过它，当我膝盖疼痛时读过它。当发生任何不适时，我会观察一下我的身体想告诉我什么，然后着手去处理它。我与过去达成和解，肯定积极的事实，我爱自己并认可自己！

——Sammy

这本书最初是我治疗肩伤时一位治疗师推荐给我的，就在那一刻，对整个世界的积极思维和思维超越物质的观点扑面而来。很久没再看到这本书了，我刚刚创办了自己的健康与保健咨询业务，觉得我需要再次购买这本书。这本书提醒我，我处于自我控制之中，我是安全的，一切都很好！

——Erin Kay

目 录

献 词

谨以此书献给

我的客户

我在这个领域的朋友

我的老师

以及天地之间无穷无尽的智慧本身

通过此书，这些智慧之音得以传至芸芸众生耳中

　　一直以来，我都相信三句话：其一，"心中所需之答案自会显现"；其二，"心中所怀之期许自会实现"；其三，"生活之一切皆安好顺遂"。

　　普天之下并无新事，一切知识都不过是远古的回忆，取之不尽，用之不竭。我很荣幸能把这些智慧与知识汇集在一起，以此造福那些正走在治愈道路上的人们。

露易丝·海

Louise Hay

致 谢

在此，我要感谢耶鲁大学医学副教授罗伯特·朗（Robert Lang）博士，感谢来自哥伦比亚特区的皮特·格里姆（Pete Grim）和勒内·埃斯皮（Rene Espy），他们三位的思想和智慧让我受益匪浅。

露易丝·海

Louise Hay

前 言

在撰写《身心的重建》初稿时，我没想到竟会第六十七次为此书作序。这本书成为许多人身边必备的图书，至今已卖出几十万册，远远超出了我当年的预期。通过这本书，我获得了许多很好的机会，还在世界各地交友无数。每每在旅途中，我都会遇见有人在挎包或者口袋里装有一本《身心的重建》。

这本书并不会真正"治愈"任何人，但它确实能够激发人们重建身心的能力。为了使我们成为一个完整和健康的人，我们必须平衡好身体、心灵与精神，要对自己好一点儿，对自己和生活抱持积极的态度，还要在心理上与生活建立联系。只要平衡好以上三点，活着就是一种享受。只有选择重建身心，我们才能获得身体、心灵与精神的平衡，而这种平衡是医生或者医护人员无法给予我们的。

新版《身心的重建》中加入了许多新的内容，读者可以交叉参考不同的部分，从而了解更多信息。这里建议各位读者把曾经得过的疾病列成一张表格，然后对照本书，找出致病的各种心理诱因。大家会从中发现某种新的思维模式，这种思维模式能让自己更加了解自己。选择其中大家认可的导致问题的心理原因，然后以新的思维模式坚持一个月，这样有助于消除旧思维的长期影响。

露易丝·海

在这次新修订的版本中，我会告诉大家为什么心态稍加转变就能缓解病情，使身心安宁。

几年前，我被诊断出患有阴道癌。我在五岁那年遭受性侵犯，受尽虐待，难怪我在阴道部位会出现癌变。多年来，我致力于教导人们如何治愈自己，现在，我有了治愈自己的机会，同时也能够证明我教给大家的方法是正确的。

和任何刚被确诊患有癌症的患者一样，当得知自己患有癌症时，我也慌张无比。但我知道只要调整好心态，我就能治愈自己。我意识到人之所以会得癌症，其实是因为内心的怨恨模式在作祟，这种怨恨模式长期存在，侵蚀了人们的身体健康。在身心调整与重建方面，我们有很多工作要做，任重而道远。

若是只做手术来抗击癌症，却不去根除造成这种疾病的心理病因，那么我就会反复接受手术和治疗，直到这个世界上没有露易丝·海了。既要做手术切除癌症肿瘤，又要清除致病的心理因素，只有这样，癌症才不会复发。

我认为癌症或其他疾病复发并不是因为医生医术不精，而是因为病人没能及时做好心理调整，所以同样的疾病还会再次复发。其实，只要能根除致病心结，我就不用去看医生了，基于这种观点，我向医生争取延缓手术时间。医生勉强给了我三个月时间，同时也警告我，要是再推迟手术，那么我将命不久矣。

我随即着手清除心中郁结已久的怨念。直到那时，我都不知道原来我心中竟有如此深重的怨念，我们往往都被自己的思维模式蒙蔽了双眼。在很多事情上，我们都需要宽恕自己，原谅自己。我还请了一位优秀的营养师来助我一臂之力，目的是完全排除身体内的各种毒素。在六个月的时间里，我在精神和生理层面都得到了净化，最终也让医生们承认我的癌症已经痊愈。至今我依然保留着最初诊断时拿到的那份化验单，以此来提醒自己：当初的我原来拥有那么强烈的消极力量。

如今，每每听说有人患病，不管其情况多么糟糕，我心里都明白，只要他们愿意改变自己的心态，舍弃过去，宽恕自我，那么疾病就能治愈。很多人都害怕不治之症，其实这些特殊病症只是不能完全通过医疗手段治愈，心理疗法才是灵丹妙药。这些病症从无到有，也终将再次湮灭于无形。

露易丝·海的故事

"我们都是一样的。"

"请您简短地告诉我一些您童年的事情。"这是我问过很多客户的一个问题。我并不需要知道所有细节，我只是想要了解那些思维模式从何而来。如果他们现在有问题，那是因为造成这些问题的思维模式，在很久以前就已经开始控制他们了。

在我1岁半时，我的父母离婚了。我并不记得情况有多糟糕。我唯一还记得的可怕的事情是，一直在家操持家务的母亲必须出去工作了，她把我寄放在别人家里。我一刻不停地哭了三个星期。照看我的人对我的哭泣不知所措，我母亲不得不把我领回家另作安排。直到今天我仍然很敬佩她，作为单身母亲，她把一切都安排得井井有条。可是后来，我得到的关爱不像以前那样多了，我的母亲又结婚了。

我一直不能确定，母亲是因为爱我的继父而再婚的，还是因为想给我们母女俩找一个家。这个男人在欧洲长大，生活在一个德国大家庭。他生性残忍，没有学过任何关于如何处理家庭关系的知识。我母亲怀上了妹妹，这时，20 世纪 30 年代的经济大萧条突然袭击了我们，我们发现家庭陷入了困顿之中。那时我刚刚 5 岁。

　　雪上加霜的事情又发生了。就在那时，一个邻居，我记得他是一个老酒鬼，强奸了我。我清晰地记得医生的检查过程，以及我作为主要证人参加的法庭审判。那人被判有期徒刑 15 年。我总是听见别人在说："都是你的错。"所以在很多年里，我都害怕那人被释放以后会来报复我，因为是我把他送进了监狱。

　　我童年的大部分时期，都在忍受身体和性方面的虐待，外加繁重的体力劳动。我的自我形象越来越差，好像对我来说什么事都不对劲。我开始在我的外部世界表达这种思维模式。在我四年级时，发生了一件能够代表我那时生活状态的典型事件。有一次学校举行晚会，有好几个蛋糕供大家分享。除了我以外，这个学校的大多数学生都来自生活无忧的中产阶级家庭。我的衣着破旧，发型也很可笑，还穿着一双拖沓的黑色鞋子，身上散发着每天吃的用于驱虫的生蒜味儿。我们家永远没有蛋糕，我们买不起。我的一个邻居大妈每周周济给我 10 美分，在我过生日和圣诞节的时候可以得到 1 美元。那 10 美分也被列入了家庭预算，而那 1 美元用于在"一毛钱商店"里买我的内衣。

　　因此，在学校举行晚会的那一天，那里有这么多蛋糕，同学们都在忙着切蛋糕。他们中的某些人几乎每天都能吃到两三块蛋糕。当老师最后走到我身边时（我当然是最后一个），蛋糕已经没有了。一块也没有了。

我现在能够清楚地看到我当时"已经深信不疑的信条"——我是没有价值的、我不应当得到任何东西——这一信条驱使我站在了最后并且得不到蛋糕。这就是我的思维模式。现实只是我的信念的映射。

在我15岁的时候，我无法继续忍受性骚扰，从家里和学校逃了出来。我找到了一个宴会服务员的工作，这比在家里时做繁重的体力劳动轻松多了。

由于对爱的极度渴望和卑微的自我认知，我愿意把自己奉献给任何一个对我好的人。就在我刚刚过完16岁生日不久，我生下了一个小女婴。怀孕的时候我就已经感到无力抚养她，但是，我能够给她找一个良好的、爱她的家庭。我找到了一个没有孩子又渴望拥有孩子的夫妇。我产前最后4个星期一直住在他们家里。在我住院生产期间，我给新生儿起了他们家的名字。

在这种情况下，我没有体验到任何做母亲的喜悦，只有失落、罪恶感和羞耻。那段经历成为我必须尽快克服的心理障碍。我只记得婴儿那不同寻常的大脚趾，就和我的一样。如果我还能见到她，根据脚趾我就能够确认是不是她。婴儿刚刚出生5天我就离开了她。

我立刻回到家里，并且告诉母亲谁将成为下一个牺牲品。"你不会再这样下去了，我要带你离开这儿。"她跟着我，离开了10岁的妹妹和她的父亲。妹妹一直是继父宠爱的小宝贝。

我帮助母亲找到了一份小旅馆服务员的工作，之后为她安排了自由舒适的公寓，我感觉我已尽了自己的义务。我和一个女友一起去了芝加哥——此后30多年里再也没有回故乡。

在很久以前的那些日子里，我作为一个孩子所经历的暴力，很长时间里都让我感到自己是多么没有价值，我所吸引的男人都是虐待我、经常打我的人。如果我将我的余生用于控诉男人，那么我可能还会得到相同的经历。然而，通过积极的工作体验，我的自尊心逐渐成长起来，那些男人也渐渐离开了我的生活。他们与我的旧思维模式相适应，即"我只有被虐待的价值"。我不是在为他们的行为开脱，假如我没有那样的思维模式，他们就不会被我所吸引。现在，一个经常打女人的男人可能根本就不知道还有我这个人存在。我们的思维模式不再互相吸引。

在芝加哥做了几年服务工作以后，我去了纽约，很幸运地成为一名高级时装模特。即使是为著名时装设计师做模特，我还是无法建立起自我价值感。这些工作只是让我更多地发现自己身上的缺点。我拒绝承认自己的美丽。

我在时装界干了很多年，遇到了一位富有魅力的、受过良好教育的英国绅士，和他结了婚。我们去世界各地旅游，遇到过皇室成员，甚至被邀请参加在白宫举行的晚宴。尽管我是一名模特，并且有一个足以让我自豪的丈夫，但是我的自尊程度仍然很低，这种情况一直到我从事心理研究之后才开始改变。

结婚14年之后，在我刚刚开始相信好运能够持续下去时，有一天，丈夫宣布说他想和另一个人结婚。是的，我简直要崩溃了。幸运的是，时间过去了，我还在继续生活。我能感觉到我的生活发生了变化，一个星象学家在春天里告诉我，秋天将有一件小事发生，这会改变我的人生。

这件事真的很小，以至于我在几个月后才注意到它。很偶然的一次机会，我去拜访纽约的一个教堂。他们的理念对我来说很新鲜，所以我很注意听他们说的话。我不仅去做礼拜，还参加了他们的课程。美丽的时装界已经对我失去了吸引力。我的生命还剩下多少年能够让我把注意力放在去除多余的脂肪、保持眉毛的形状上？自从高中辍学后，我再也没有学习过任何东西，现在我成了一个如饥似渴的学生，饥不择食地吞下所有能够找到的有关心理康复的知识。

那个教堂成了我的新家。尽管我的日常生活和过去没有什么本质的不同，但是这个课程越来越多地占据了我的时间。三年以后，我申请成为教堂认证的合格咨询员。我通过了考试，那是我从事心理咨询事业的起点。

这只是一个小的开始。在这期间我成了一个冥想者。教堂里只有一年的冥想课程，所以我决定为自己做些特殊事情。我到艾奥瓦州的马哈里希国际大学进修了六个月。

那段时光对我来说真是太美妙了。在新学年里，我们每周都有一个新课题，都是我以前曾经听说过的，比如生物学、化学、相对论等。每周六早晨测验，星期天自由活动，星期一开始新的课程。

因为不像纽约有那么多娱乐活动，所以我的生活很有规律，晚饭以后我都会去教室学习。在校园里，我是年龄最大的一个，我很爱学校的生活。学校里禁止吸烟、喝酒、吸毒，我们每天冥想四次。在我离开那天，我想我一定会被飞机机舱里的香烟气味熏倒。

返回纽约以后，我又开始了新的生活。很快我开始了我的"奇迹培训项目"。我积极参与教堂的社会活动，在教堂组织的下午活动上发言，并且约见一些客户，这很快成为我的全职工作。业余时间里，我在别人的鼓励下开始写《身心的重建》这本书，书中简单列举了由于精神因素所导致的身体疾病。我开始巡回演讲并开办小型培训班。

然而，有一天我被诊断出患有癌症。

基于我5岁时被强奸的背景和青少年时期堕胎的经历，毫无疑问我得的是生殖系统癌症。

就像其他人在被告知患有癌症时一样，我陷入了极度恐慌。但是，由于我所从事的心理咨询工作的缘故，我知道精神康复是有效的，我获得了一个亲身验证的机会。毕竟，我写过关于思维模式的书，知道癌症是由于埋藏在心中的深深的怨恨长期得不到化解，导致癌细胞逐渐吞噬我的身体。我一直不愿意放弃对在童年时期伤害过我的"他们"的愤怒和怨恨，但现在没有多余的时间可以浪费了，我有一大堆工作要做。

"无法治愈"这个说法，对于很多人来说是非常可怕的。

对我来说意味着，这种不能被医疗手段改变的特殊情况，只能通过内在途径治疗。我做了一个癌症切除手术，但是并没有改变造成癌症的思维模式。后来医生对我说，他们必须继续做切除手术，直到他们把露易丝"切完"为止。我不喜欢那个主意。

如果用手术的方法把癌组织清除掉，同时在思想上去除导致癌症的思想根源，那么癌症就不会复发了。如果癌症或者其他的疾病又复发了，说明旧的思想并没有从头脑中"全部清除掉"。病人的思想没有改变，他就会得同样的病，只是处于身体的不同部位罢了。

我同样相信，如果我能够清除掉引发癌症的思想模式，那么我甚至有可能不需要再做手术即可康复。因此，我和时间签订了一份协议，我告诉医生我没有钱做手术。面对这种情况，医生勉强给了我三个月的宽限期。

我立刻对自己的康复负起了责任，研究了所有可能帮助我康复的各种方法。

我去了好几家健康食品商店，购买了许多关于癌症的图书。我还去图书馆阅读了大量书籍，研究了足部反射理论等，认为它们都可能对我的病情康复有效。看上去我正在向正常人转化。在阅读了有关足部反射疗法的书籍后，我想找一位足疗师。我参加了一个讲座，以往我通常坐在第一排，但是这次我却坐在了最后一排。不到 1 分钟时间，一位男士坐到了我的旁边——猜猜看，发生了什么？他是一位足疗师，可以去患者家里做治疗。他连续两个月每星期来我家三次，对我的康复有很大帮助。

我知道我必须比以往更爱自己。在童年时期我很少表达爱，所有的人都使我觉得自己不是个好孩子。我采取了"他们"对待我的态度——挑剔、责备——来对待自己，并把这种态度变成了自己的第二天性。

在教堂的工作中，我逐渐意识到我应该爱自己，赞同自己，这对我来说不但是可行的，而且是重要的。尽管我还在拖延——就好像你总是说"明天"开始节食。可是我没有时间再拖延了。开始的时候，我很难站在镜子面前对自己说："露易丝，我爱你。我真的爱你。"然而，随着我的坚持，我发现在很多情况下我不再像过去那样责备自己了，这都是那些练习在起作用。我已经有了进步！

我知道我必须清除掉自童年开始一直积累着的怨恨模式。丢弃自我责备是我的当务之急。

是的，我的童年饱受苦难和虐待——精神的、身体的、性的。那些是很多年以前的事了，它们不能作为我现在对待自己的方式和借口。因为我不宽恕，所以我用癌细胞来吞噬我的身体。

现在该是从过去的噩梦中走出来的时候了。我应该开始理解那种经历会使我用同样的方式对待一个孩子。

在临床医学专家的帮助下，我用击打枕头和怒吼的方式释放我内心深处长期潜藏的愤怒，这让我感觉轻松多了。然后我把父母曾经对我讲述的有关童年的只言片语拼凑起来，我开始看清楚他们生活的全貌，我对他们也越来越理解。从一个成人的视角观察，我开始怜悯他们的伤痛，怨恨也就逐渐化解了。

另外，我找到了一位营养师，帮助我清除数年来由于吃垃圾食品而积攒在体内的毒素。我明白那些垃圾食品使我的身体被毒素侵害，同样明白是那些垃圾思想毒害了我的心灵。我遵循严格的健康食谱，吃大量的绿色蔬菜。第一个月我甚至每周洗肠三次。

我没有再做手术——作为所有生理的和心理的大扫除的战果，在我被确诊患有癌症六个月以后，我已经能够让一位医学专家同意我的看法——我已经没有癌症的迹象了！现在，我从亲身经历中知道：疾病能够被治愈，如果我们愿意改变我们的思维模式、信念体系和行为方式！

有时，我们生活中那些非常倒霉的事情会变成好事，所谓"塞翁失马，焉知非福"。我从自己的经历中学到了很多，用新的方式来衡量生活。我开始注意哪些东西对自己来说是最重要的。最终，我决定离开纽约，那里环境不好，不利于我的身心健康。我的一些客户坚持说，如果我离开他们，他们就会"死掉"。我向他们保证说，我每年都会回来两次，或者监控他们的自愈进度，大家可以随时用电话联系，不会被地域阻隔。我关闭了我的心理咨询室，坐火车到了加利福尼亚，并决定将洛杉矶作为我的第一站。

尽管这里是我很多年前出生的地方，但是除了母亲和妹妹，我不认识任何人，她们都住在距离城区大约一小时路程的地方。我们家的人相互之间既不亲近也不坦诚，但是我还是很惊讶而且难过地听说我的母亲几年前已经双目失明，这件事之前一直都没有人告诉我。我妹妹由于"太忙"而无法见我，我也就随她去了。我开始建立我的新生活。

我的那本畅销图书《身心的重建》为我打开了很多扇门。我开始参加我知道的每一个新型活动，在活动期间我会介绍自己，适当的时候向别人赠送我的书。前六个月中我经常去海滩，因为我知道我一旦忙起来，这样的闲暇时间就会很少了。慢慢地，我的客户增多了，我被邀请到很多地方做演讲，我来洛杉矶以后事情越来越多。两年以后，我搬进了可爱的新家。

相对于我小时候所受的教育来说，我在洛杉矶的新生活在思想意识上已经有了一个大飞跃。所有事情进行得都很顺利，真的，我的生活很快会发生彻底的转变。

有一天晚上，我接到妹妹的电话，这是两年来我们第一次通电话。她告诉我，我们的母亲现在已 90 岁，已经失明了，耳朵也差不多听不到声音了，而且因为摔了一跤，后背受了伤。我母亲曾经是一个坚强独立的女人，现在就像变成了痛苦无助的孩子。

她摔伤了她的后背，这件事打开了围绕着妹妹的那堵神秘的围墙。后来，我们之间开始相互沟通了。我发现妹妹也因为严重的后背疼痛而无法正常坐立和行走，她默默地忍受着痛苦。尽管她看上去胃口不佳，但是她的丈夫并不知道她生病了。

住院一个月以后，我母亲打算回家。但是因为她无法照料自己，所以我把她接来和我同住。

尽管相信生活，但是我仍然不知道怎样处理好每一件事，因此我对上帝说："好吧，我会照顾她，但是你必须帮助我，必须让我有足够的钱照顾她！"

这段生活对于我们俩来说都是一个适应过程。她是在一个星期六来的，第二个星期五的时候，我必须到旧金山去四天。我不能把她一个人留下，但我又必须出差。我说："上帝啊，请你告诉我怎么处理这件事，我必须在离开之前找到合适的人来帮助我们。"

到了星期四的时候，适合的人真的"出现了"，解决了我和我母亲的难题。这件事进一步坚定了我的基本信念："我知道我所需要的一切，我需要的东西也会在正确的时间来到我身边。"

我认识到总结经验的机会又一次到来了，这是一个清扫童年思想垃圾的好机会。

在我小的时候，母亲没能很好地保护我，然而，现在我能够而且愿意照顾她。我的母亲和妹妹对我来说都是全新的挑战。

为妹妹提供帮助是挑战之一。妹妹告诉我，很多年以前我把母亲接走以后，我的继父把愤怒和痛苦都发泄在她身上，轮到她被残酷无情地对待。

我认识到妹妹的恐惧和紧张已经被放大为身体上的问题，除了内心信念之外，没有人能帮助她。我不愿意做妹妹的救世主，但是愿意给她提供改变人生的选择机会。

转眼之间，1984年来临了，生活还在继续。我们开辟了新的康复之路，在安然的氛围中一步一步向前迈进。

另一方面，我母亲的反应也非常好。她每天尽量锻炼四次，身体变得更加强壮和柔韧。我带她去买了一个助听器，她的生活更加丰富了。我不顾她的基督教信仰，说服她为一只眼睛做了白内障摘除手术。当她再次见到光明，又一次能够通过她的眼睛看见世界时，大家是多么高兴！

母亲和我开始以过去从未有过的方式坐下来交谈，我们对彼此有了新的理解。今天，当我们哭泣、欢笑和拥抱的时候，我们都感到自由自在了。有时，她会拉拉我的扣子，这只是在告诉我有些东西需要扔掉。

　　我母亲于 1985 年平静地离开了人世。我怀念她，爱她！ 我们最终会永远团聚在一起，现在我们都已经是自由的了。

——节选自《生命的重建》

力量在当下 ﾉ

力量在当下，在我们心中。

以前的我们可能长期心态消极，病痛缠身，或者与人交恶，贫困不堪，甚至是憎恨自我。现在，这些都无关紧要了，从今天开始，我们要做出改变。

我们持有的想法和我们反复使用的词语，创造了我们现在的生活和经历。过去我们一直这样想，这样说，但这些都是过去的事了。今天，或者就在当下，我们可以选择新的想法，使用新的词语，去创造明天、下周、下个月或者来年的生活和经历。

力量在当下，这是不变的真理。当下正是做出改变的时机，做出改变也是明智之举。立即行动，舍弃过去的陈思旧念，即便是小小的改变，也会影响弥深。

还是个婴儿的时候，大家生活在快乐与爱中，纯粹以自我为中心，认为自己至关重要。那时大家勇气可嘉，敢于追求自己想要的，也敢于公开表达自己的情感；那时大家很爱自己，爱自己全身的每个部位，甚至就连自己的粪便也不例外；那时大家认为自己完美无瑕，至善至美，其实这就是大家存在的真相。其余的观点和说法都是从别人那里听来或学来的胡言乱语，没有必要作更多的了解。

我们常把"我就是这样的人"或者"事情就是这样的"挂在嘴边，但其实我们真正想要表达的是："我相信自己所认为的都是正确的。"通常来说，我们所相信的都是别人的看法，而这些看法其实早已融入了我们自己的认知结构中，并与其他已有的认知相结合。

如果从小就有人教导我们这个世界充满了恐怖，那么遇到任何与这一观念相合的说法，我们都会信以为真。这样的说法数不胜数，例如，"不要相信陌生人""晚上别乱跑"，或者是"外面骗子很多"。相反，如果从小就有人教导我们这个世界很安全，人间充满了欢乐，那么我们可能就会认为这个世界"处处皆有爱""人人皆友好"，或者是在这个世界上"挣钱很容易"。人生经历是和人的认知对应的。

我们很少会坐下来剖析自己的认知。不过，有时我也会问自己："为什么学习对我来说很困难？学习真的很难吗？到现在还是感觉很难吗？这种想法是从哪里来的？我读一年级时，任课老师反复说我学习能力差，他说的一定就对吗？如果不这么想，我是不是会变得更好？"

停下来，捋一捋思路，看看大家到底在想些什么。如果说思想可以塑造人生经历，那么大家希望自己的所思所想成真吗？如果思想中带有忧虑、愤怒、痛苦或是仇恨的情绪，那么大家觉得这些想法会以什么样的结果回馈自我呢？要想活得快乐，就得多想些开心的事。心里想的，嘴里说的，最后都会以类似的形式回馈自身。

　　花点时间去聆听自己说过的话。要是同一句话听到自己重复三遍，就把它记下来，因为这是专属于你自己的思维模式。周末，看看已经列好的表格，我们就会发现，自己说过的话和做过的事经常非常吻合。

　　改变所说所想，人生自有转机！掌控人生就是掌控自己的所说与所想，你的思维你作主！

思维模式塑造生活 ⌇

生活中，不管是美好还是像生病这样的不安，都是思维模式所致，正是思维模式在塑造着我们的生活。思维模式有多种：有些会给人们带来各种美好积极的体验，让人乐在其中；有些则很消极，只会让人感到不安，同时还会带来身体疾病。人人都渴望把生活中生病的不安转变为完美的健康。

生活中，我们做过的每件事，背后都对应着一种早已存在的思维模式，这种思维模式决定了人们的做事方式。一直以来，思维模式都在塑造着我们的生活，只要改变思维模式，我们就能改变生活。

初次习得"形而上学的因果关系"这一表述，我感到甚是欣慰。这一概念阐述了语言和思想的力量，他们能够给人们带来各种各样不同的体验。通过这一新认知，我了解到了思想、身体不同部位和生理疾病三者之间的联系，我也认识到了自己是怎么在不知不觉中患病的，这给我的人生带来了不小的影响。如今，我不再因为人生不顺、身体不好而抱怨生活，埋怨他人，我完全能够为自己的健康负责。现在的我既不会自我责备，也不会内心愧疚，遂开始研究怎样才能摒弃可能致病的思维模式。

　　打个比方说，我不懂自己的脖子为什么总是很僵硬，然后我发现脖子其实代表待人处事的变通能力和多角度看问题的能力。以前我是一个不懂得变通的人，常常因为恐惧而不敢去面对问题。后来，我变得善于变通，也能够带着理解和爱意去看待他人的观点，我脖子僵硬的毛病也就此痊愈了。现在，只要脖子再次感到僵硬，我就会审视自己是不是思想又僵化了。

摒弃旧思维模式 ⌐

　　为了永久性地消除疾病，我们必须先解决导致疾病的心理诱因。通常情况下，由于我们不清楚导致疾病的诱因是什么，所以往往无从下手。如果只知道致病的生理诱因，那么我希望这本书能够为各位找到心理诱因提供线索，指导各位建立新的思维模式，同时籍此维持身心健康。

　　生活中，每种疾病背后都存在某种心理诱因。没有心理诱因，也就没有疾病，症状只不过是心理诱因的外在表现。我们必须深入内心去消除心理诱因，光靠意志力和自律是没用的，因为意志力和自律只能对抗疾病的外部症状，治标不治本。

　　在确定新的思维模式之前，首先大家要戒掉吸烟，不再去做导致头痛的事，不再去吃导致肥胖的食品。只要遏制这些导致疾病的内在欲望，外部症状就可以不攻自破。正如任何植物如果没有了根，离枯萎和死亡也就不远了。

　　造成身体疾病的主要思维模式有指责、愤怒、怨恨和

27

内疚。例如，长期沉迷于指责他人，会导致包括关节炎在内的诸多疾病；愤怒会化身心魔，灼烧和感染你的身体；长期郁结的怨恨会腐化蚕食自我，最终导致癌症，身体长出肿瘤；内疚则与自我惩罚关系密切，会为大家的身体带来莫大的痛苦。身体健康时，清除这些负面思维模式易如反掌；即将直面手术刀，内心慌乱不安时，再想找出这些致病因素就不那么容易了。

基于多年以来的研究成果、客户案例和各种讲座、研讨会资料，我在本书正文中列出了一张关于疾病的生理—心理对应表。通过该表格，大家可以快速地把身体出现的病症与可能的思维模式对应起来。

满怀着爱，我将这一简单的方法献给各位读者，希望能帮助大家重建身心健康。

治愈性的内心认定

以下表格列出了你现在有的或可能会有的疾病，以及可能导致这些疾病的内在原因。

当你出现生理方面的问题时，你可以这样应用这个表格：

1.查阅可能导致这种疾病的心理因素。看看这个原因在你头脑里是否存在。如果不存在表中所列的这些原因，那就静静地坐下来，问你自己："我头脑中的什么思想会造成目前的疾病？"

2.反复对自己说："我愿意丢弃潜意识中造成我目前状况的思维模式。"

3.反复诵读新的思维模式。

4.假设你的身心重建之旅现在已经开始了。

每当你为你的身心健康而思考时，重复以上步骤。

问题表征	导致问题的心理原因	新的思维模式
腹部绞痛	恐惧缠身。生活的脚步停滞不前。	我相信生活的安排。我很安全。
脓肿	恨意难平，感到受到伤害和轻视，只想复仇。	我敞开心扉。一切尽为过往烟云。我心安然。
意外事故	无法为自己发声。反抗权威。笃信暴力。	我放下陷我于此的执念。内心归于平静。我有我的价值。
疼痛	渴望爱。渴望被拥抱。	我爱自己，也认可自己。我爱着别人，我自己也一样可爱。
痤疮	不接受自己。厌恶自己。	我是天之骄子。我爱自己，也接受自己现在的样子。
成瘾	自我逃避。心生恐惧。不知道如何爱自己。	如今的我真是光彩照人。我选择爱自己，欣赏自己。
艾迪生病 * 　见：肾上腺问题	情感严重缺失。迁怒于己。	我悉心照顾我的身体、思想和情感。

---

* 艾迪生病（Addison's disease）一般指肾上腺皮质功能减退症，常见病因为肾上腺结核或自身免疫性肾上腺炎。其临床表现有逐渐加重的全身不适、无精打采、乏力、倦怠、食欲减退、恶心、体重减轻、头晕和体位性低血压等。

问题表征	导致问题的心理原因	新的思维模式
扁桃体肥大	家庭冲突，争吵。孩子感到自己不受待见，妨碍了父母。	这个孩子是我们想要的，是受欢迎的、被深爱着的。
肾上腺问题 见：艾迪生病，库欣氏病	失败主义作祟。不关心自己。焦虑缠身。	我爱自己，也赞同自己。我关心自己也在情理之中。
衰老问题	受社会观念和陈规旧说左右。害怕做自己。拒绝接受现状。	不管什么年纪，我都爱自己，认可自己。生命中的时时刻刻都是完美的。
艾滋病	感到无力保护自己，丧失希望。没有人在乎自己。深信自己还不够好。否认自我。说到性就会感到内疚。	我是这个世界的一员。我很重要，生活也深爱着我。我很强大，也很有能力。我爱自己的点点滴滴，也欣赏自己的每丝每毫。
酒精中毒	内心发问："我有用吗？"感到自己无用，内疚，能力差。否认自我。	我活在当下。每时每刻都焕然如新。我选择发现自我价值。我爱自己，也认可自己。
过敏 见：花粉症	内心发问："你对谁过敏？"否定自己的力量。	世界是安定和友好的。我安全感满满。我与生活达成和解。

问题表征	导致问题的心理原因	新的思维模式
阿尔茨海默病 * 见：痴呆，衰老	拒绝按照世界本来的样子行事。丧失希望，感到无助。心生怒意。	于我而言，总是有更新更好的方式去体验生活。我原谅过去，释怀过去。我变得很快乐。
闭经 见：女性问题，月经问题	不想做女人。不喜欢自己。	我为现在的自己感到高兴。我的生活如碧水微波，无时无刻不在傲然流淌。
健忘症	感到恐惧。逃避生活。无法忍受自己。	我聪慧，有勇气，也有自我价值。我生活在安全之中。

---

* 阿尔茨海默病（Alzheimer's disease，AD）是一种起病隐匿的进行性发展的神经退行性疾病。临床上以记忆障碍、失语、失用、失认、视空间技能损害、执行功能障碍以及人格和行为改变等全面性痴呆表现为特征，病因迄今未明。65岁以前发病者，称早老性痴呆；65岁以后发病者称老年性痴呆。

问题表征	导致问题的心理原因	新的思维模式
肌萎缩侧索硬化症 * （卢伽雷氏症）	不能接受自己的价值。否定成功。	我知道我是有价值的。成功于我而言并无风险。生活爱我。
贫血症	态度消极。缺少快乐。畏惧生活。心态欠佳。	对我来说，体验生活中的每一种快乐都很有安全感。我爱生活。
脚踝疾病	固执，心中有负罪感。丧失对快乐的感知力，脚踝状况正是这种能力好坏的晴雨表。	我理应尽享生活带来的喜悦。生活的种种乐趣，我都照单全收。
肛门直肠出血	生气和沮丧。	我相信生活自有安排。行得正，坐得端，这才是我生活的样子。

---

* 肌萎缩侧索硬化症（Amyotrophic Lateral Sclerosis, ALS）又名渐冻症、运动神经元病（MND）或卢伽雷氏症，是一种慢性、进行性神经性疾病，主要对上运动神经元和下运动神经元及其支配的躯干、四肢和头面部肌肉造成损伤。肌萎缩侧索硬化症的临床表现主要为进行性的骨骼肌无力、肌萎缩、肌束颤动和延髓麻痹，会伴随病程发展而逐渐恶化，甚至会影响呼吸肌，导致呼吸困难。

问题表征	导致问题的心理原因	新的思维模式
厌食症 见：食欲减退	否定自己的生活。活在极度恐惧、自我仇恨和自我抗拒的阴霾中。	就算做我自己也能安全感满满。我的面貌本来就美好动人。我选择好好地生活下去。我要过得高兴，玩得开心，还要微笑着接纳自己。
肛门疾病 见：痔疮	缺乏发泄点。垃圾情绪无处宣泄。	我轻轻松松、舒舒服服地就摒弃了那些我生活中不再需要的东西。
——脓肿	有些情绪不愿去宣泄，因而心生怒气。	放手也没事。我要让无益的情绪通通消散。
——出血 见：肛门直肠出血		
——瘘管	没能根除垃圾情绪。对从前的无益情绪紧抓不放。	我爱意满满地与过去彻底分手。我已获自由。
——瘙痒	对过去心怀愧疚。懊悔之情溢于言表。	心怀爱意，我原谅了自己。自由已入我心。

问题表征	导致问题的心理原因	新的思维模式
——疼痛	心生愧疚。感觉受到惩罚。感觉自己不够好。	过去的就过去了。我选择爱现在的自己，认可现在的自己。
焦虑症	如履薄冰，步步惊心。	我爱自己，也认可自己，我相信生活自有安排。我很有安全感。
冷漠症	拒绝去感知。丧失自我活力。感到恐惧。	感知并不会带来风险。我敞开心扉，笑对生活。我愿意去经历生活的点点滴滴。
阑尾炎	感到恐惧。畏惧生活。将美好的事物拒之门外。	我很有安全感。我悠然自得，让生活的溪流欢快流淌。
食欲问题		
——过盛	感到恐惧。需要他人的保护。对各种情绪指指点点。	我很有安全感。感知恐惧是没有风险的。我的感觉是正常的，能为他人所接受。
——减退 见：厌食症	感到恐惧。想要保护自己。不相信生活。	我爱自己，也认可自己。我很有安全感。生活安然而愉快。

问题表征	导致问题的心理原因	新的思维模式
上肢不适	缺乏扛起生活中所有压力的信心，而上肢的状况正是这种能力强弱的风向标。	我爱意满满地扛起并欣然接受生活中的所有事物，轻松且愉快。
动脉问题	假装快乐。	我快乐无比。快乐徜徉于我心，伴随着我每一次的心跳。
动脉硬化	遇事常有抗拒情绪，感到紧张。麻木不仁，心胸狭隘。对好的一面视而不见。	我对生活和快乐敞开心胸。我选择满怀爱意地去看待这个世界。
手指关节炎	受到惩罚。受到责备。感觉倍受迫害。	我满怀爱意和理解地去看待世界。我将我的所知所感置于爱的光辉之下。
关节炎 见：关节	缺少关爱。受到批评，遭人忌恨。	我很可爱。现在我选择爱自己，也认可自己。我满怀爱意地去看待他人。
窒息性并发症 见：呼吸问题，换气过度	感到恐惧。不相信生活的安排。受困于童年之中，停滞不前。	成长并无风险。世界安宁祥和。我安全感满满。

问题表征	导致问题的心理原因	新的思维模式
哮喘	对爱感到窒息。无法自主呼吸。感到压抑而喘不过气。哭的欲望受到压制。	掌管自己的生活并无风险。我选择做一个自由的人。
——婴儿与儿童	畏惧生活。这个家已待不下去。	这个孩子有安全感，也有人爱。受人欢迎，也受人珍视。
脚癣	感到沮丧，不被人接受。无法轻松前进。	我爱自己，也认同自己。我允许自己继续向前。前进并无风险。
背部不适	缺乏生活的支持，而背部是生活支持的象征。	我知道生活总是支持我的。
背部疾病 　见：脊柱错位的影响和应对，101 页		
——下部	畏惧金钱。缺乏经济支持。	我相信生活自有安排。我所需要的一切都受到照料。我安全感满满。

问题表征	导致问题的心理原因	新的思维模式
——中部	感到内疚。被过去的种种所困。心中默念："离我的背远点。"	过去的事情，我已释怀。带着心中的满满爱意，我轻装前进。
——上部	缺乏情感支持。感到缺少爱。压抑心中的爱。	我爱自己，也认可自己。生活支持着我，也爱着我。
口气问题 见：口臭	怒气爆表，想要复仇。感觉生活在倒退。	我用爱去化解过去的仇恨。我选择去表达爱。
平衡丧失	思维分散。精神不集中。	我把让自己有安全感放在首要位置。我接受生活的完美。一切都好。
脱发	感到恐惧。内心紧张。妄图掌控一切。不相信生活的安排。	我很有安全感。我爱自己，也相信自己。我对生活充满信赖。
尿床（遗尿）	害怕父母，通常是父亲。	这个孩子沐浴在爱、同情和理解之中。一切安好。
打嗝	感到恐惧。对待生活急于求成。	我有足够的时间和空间做一切我要做的事。我心态平和。

问题表征	导致问题的心理原因	新的思维模式
贝尔氏麻痹症 * 见：麻痹，瘫痪	过度压抑愤怒之情。不愿去表达情意。	表达感情对我来说并无风险。我原谅自己。
分娩	初入人世便遭遇不顺，而出生是人生这出大戏的开始部分。	这个宝宝开启了愉快美好的生命之旅。一切皆好。
——先天缺陷	命运使然。生来这般模样是自己的选择。有什么样的孩子，有什么样的父母，也是自身使然。有些事还未做完。	我所经历的一切成长过程都是完美的。我与当下的处境达成和解。
咬伤	感到恐惧。对每一次冒犯都记恨于心。	现在的我宽恕自己，也爱自己，以后也会永远如此。
——动物	愤怒转入内心。受到惩罚。	我已获自由。
——虫子	对小事心怀内疚。	一切烦恼都与我无干。一切安好。

---

* 贝尔氏麻痹症（Facial paralysis）一般指面神经麻痹，俗称面神经炎（即面神经瘫痪）、"歪嘴巴""吊线风"，是以面部表情肌群运动功能障碍为主要特征的一种疾病。它是一种常见病和多发病，不受年龄限制。一般症状是口眼歪斜，患者往往连最基本的抬眉、闭眼、鼓嘴等动作都无法完成。

问题表征	导致问题的心理原因	新的思维模式
黑头粉刺	愤怒的小小爆发。	我让思绪归于宁静。我心静如水。
膀胱问题（膀胱炎）	感到焦虑。安常守故。害怕舍弃旧思维。心生愤怒。	生活中，我不费吹灰之力就能做到以旧换新。我很有安全感。
流血	失去欢乐。怒气外露，却不知从何而来。	我是生活中快乐的化身，我以完美无瑕的节奏和韵律表达并接受快乐。
牙龈出血	对人生抉择心怀不悦。	我相信正确的行为在我的生活中总是无处不在。我内心平静。
水泡	心生抗拒。缺乏情感保护。	我同生活和每一次新的经历一道，温柔地流淌着。一切安好。
血液	身体的愉悦感减少。血液的状态代表着身体愉悦感的多少。	我是快乐的化身，表达快乐，也接受快乐。
血压		
——高（高血压）	长期的情感问题亟待解决。	我高高兴兴地和过去说再见。我感到平静。

问题表征	导致问题的心理原因	新的思维模式
——低（低血压）	像孩子一样缺乏关爱。失败主义作祟。心中发问："我有什么用？反正怎么做也不管用。"	我选择生活在永远快乐的当下。我的人生本就是一种愉悦。
血液问题 见：白血病	缺乏快乐。思虑受阻。	快乐的新思想在我身体里自由流淌。
——贫血 见：贫血症		
——凝血	快乐的溪流停止流淌。	我唤醒埋藏于心底的新生活。我会让快乐继续流淌下去。
身体异味	感到恐惧。自我厌恶。畏惧他人。	我爱自己，也认同自己。我安全感满满。
疮（疖） 见：痛	感到愤怒。怒气值沸腾爆表。	我传达爱与欢乐，我心安宁。
骨骼 见：骨架	架构紊乱，骨骼代表着宇宙的架构。	我的架构完好且平衡。
骨髓	信念丧失，骨髓代表对自我最深刻的信念，事关自我支持和自我照顾的程度。	神圣的精神是我人生的架构。我很有安全感，我感觉别人爱我，也全力支持我。
骨骼问题		

问题表征	导致问题的心理原因	新的思维模式
——骨折	反抗权威。	在我的世界里，只有我才是权威，因为只有我自己才能在脑中激起思维的火花。
——畸形 见：骨髓炎，骨质疏松症	精神压力太大，把自己逼得太紧。肌肉不能伸展。精神动力丧失。	在生活中我深吸了一口气。我很放松，相信生活的进程，生活也会自有其安排。
肠道	思想中存在糟粕，肠道的状态代表着思想糟粕的多少。	舍弃思想糟粕真是非常简单。
——肠道问题	害怕舍弃旧思想和不再需要的东西。	我自由自在，不费吹灰之力就摒弃了旧的糟粕，开开心心地迎接新生活。
脑部	失控，脑部的作用和电脑一样。	我是自己思想的完美操控员。
——肿瘤	头脑中有不正确的程序或程式。顽固。拒绝改变旧的思维模式。	重组脑中程式对我来说不是难事。人生再怎么起落，我的思想也永远是崭新的。

问题表征	导致问题的心理原因	新的思维模式
乳房	缺乏母爱滋养，乳房代表着母爱、养育和滋养。	我的营养代谢趋于完美平衡。
乳房问题	拒绝滋养自我。把他人放在优先位置。	我至关重要。我很有价值。现在，我用爱与欢愉关爱自己，滋养自己。我认同他人做自己的自由。我们都有安全感，也很自由自在。
——囊肿，增生，疼痛（乳腺炎）	受到过度滋养，过度保护。态度专横。	
呼吸	缺乏接受生活的能力，呼吸象征着接受生活的能力。	我热爱生活。在生活中，我很有安全感。
呼吸系统问题 见：窒息性并发症，换气过度	畏惧或拒绝全身心投入生活。感觉不到参与权乃至生存权。	完满而自由地生活是我与生俱来的权利。我值得被爱。现在的我选择把生活过得完满些。

问题表征	导致问题的心理原因	新的思维模式
布赖特氏病 * 　见：肾炎	感觉自己像一个什么也做不好的孩子。感到自己还不够好。认为自己是一个失败者。心中失意。	我爱自己，也认可自己。我在乎自己。我任何时间都足够好。
支气管炎 　见：呼吸道疾病	家里充满火药味。经常有争吵或吵闹，有时又清冷无声。	我宣布与我的内心和周遭环境达成和解，实现和谐。一切安好。
青肿（瘀斑）	生活中遇到小坎坷。自我惩罚。	我爱自己，也珍惜自己。我温柔友善地对待自己。一切都好。
暴食症	感到恐惧，毫无希望。疯狂地吃撑自己，疯狂地肃清自我仇恨感。	生活爱着我，滋养着我，支持着我。活着对我来说真好。
拇囊炎	在面对各种人生经历时毫无愉悦感。	我喜笑颜开地朝前奔跑，迎接生活中的美好体验。
烧伤	感到生气。怒火中烧。被激怒。	我与内心和我周遭的环境达成和解，实现和谐。

---

* 布赖特氏病（Brigbt's disease）又称肾小球肾炎或肾炎综合征（简称肾炎），是常见的肾脏病，指由于各种不同原因，发生于双侧肾脏肾小球的临床表现为一组症候群的疾病。肾小球肾炎共同的表现为（可不同时出现）水肿、蛋白尿、血尿、高血压、尿量减少或无尿，肾功能正常或下降。

问题表征	导致问题的心理原因	新的思维模式
黏液囊炎	愤怒被压制。想要揍人。	爱能舒缓、解放一切，化解一切与自身相异之物。
臀部	臀部代表力量，臀部松弛意味着力量丧失。	我以一种明智的方式使用自己的力量。我很强大。安全感满满。一切安好。
老茧	思想和观念僵化。恐惧感根深蒂固。	发现新思想、体验新方式并无风险。我敞开心扉，乐于接纳事物好的一面。
癌症	受到深深的伤害。长期以来心怀怨念。藏于心底的秘密或哀伤悄然蚕食着自我。心中恨意难平。内心发问："我还有什么用？"	怀着爱意，我原谅也释怀了过去的一切。我选择用欢愉填满我的世界。我爱我自己，也认可自己。
念珠菌病 　见：鹅口疮，真菌感染	感觉内心松弛。愤怒和沮丧满满。对人际关系要求苛刻且缺乏信任。只接受，不付出。	我向自己保证尽我所能，我值得生活最好的馈赠。我爱我自己，也欣赏我自己，我对别人也是如此。

问题表征	导致问题的心理原因	新的思维模式
口腔溃疡	把郁积的话吞到肚里。责备他人。	在自己可爱的小生活中，我只创造快乐。
晕车 见：晕动病	感到恐惧。觉得受到束缚。有种被困住的感觉。	我在时空中闲庭信步。唯有爱伴我左右。
痛 见：疮	对个人受到的不公正待遇感到愤然，这种怒意毒性不浅。	我宽恕过去，让时间治愈生活中的每一处伤痛。
腕管综合征 * 见：手腕	对生活中看似不公之事感到愤怒和沮丧。	现在的我选择创造愉快而丰盈的生活。我很轻松。
脂肪团	愤怒淤积，自我惩罚。	我原谅他人。我宽恕自己。我可以自由自在地热爱生活，享受生活。
脑性瘫痪 见：瘫痪	需要用爱的实际行动来团结整个家庭。	我为拥有团结、友爱、祥和的家庭生活贡献自己的力量。一切都好。
脑血管意外 见：脑卒中		

*腕管综合征通常俗称为"鼠标手"，是正中神经在腕管受压而表现出的一组症状，属于周围神经卡压综合征中最常见的一种。腕管综合征表现为手掌桡侧及桡侧三个半手指刺痛、麻木、无力或疼痛，甚至导致手掌肌肉萎缩。

问题表征	导致问题的心理原因	新的思维模式
儿童疾病	迷信黄历、社会观念和错误的规律。周围成人表现出幼稚的行为。	爱环绕着这个孩子，神圣的力量护佑着这个孩子。在精神上，我们获得了对不良因素的免疫力。
寒战	精神紧张。渴望逃避。心中默念："都离我远点。"	我在任何时候都有安全感，感觉生活有保障。爱环绕着我，也保护着我。一切都好。
胆石病 见：胆结石		
胆固醇（动脉硬化症）	快乐的通道受阻。害怕接受快乐。	我选择热爱生活。我的快乐通道完全敞开。接受快乐并无风险。
慢性病	拒绝改变。畏惧未来。没有安全感。	我愿意改变，也愿意成长。现在的我缔造了一个充满安全感的崭新未来。
血液循环	缺乏积极感受与表达情感的能力，血液循环代表着这种能力。	我自由自在地让爱与欢乐在我的世界中循环。我爱生活。

问题表征	导致问题的心理原因	新的思维模式
感冒疮*（热病疱疹） 见：单纯疱疹	心里埋藏着郁结的愤怒，并害怕将其表达出来。	因为我爱自己，所以我只去体验祥和的生活。生活中一切都好。
感冒（上呼吸道疾病） 见：呼吸道疾病	事情一下子来得太多。思维混乱，没有条理。不过是小病小害。心中有这样的信念："每到冬天我就会感冒三四次。"	我放松心情，心境平和。不论是我的心灵，还是周遭的环境，都是那样清明而和谐。
婴儿腹绞痛	精神烦躁，缺乏耐心，对周遭事物感到厌倦。	唯有爱和爱意可以让这个孩子产生反应。一切皆祥和。
结肠炎 见：结肠，肠，结肠黏液，痉挛性结肠炎	感到不安全。结肠炎的病情轻重代表着对过去事情释怀的难易程度。	我是涌动着的生活韵律的一部分。一切都在按照正确的顺序发展。
结肠	抓住过去不放。害怕舍弃旧观念。	我轻轻松松地就舍弃了我不需要的东西。过去的就让它过去，我自由了。

*感冒疮又叫热性水疱，是常见的由单纯性疱疹病毒引起的疾病，通常在病毒感染一段时间后出现，皮肤上出现又红又痛的隆起，上面还有小水疱，常见于口腔、唇、鼻、面颊或手指处。感冒疮具有传染性，通常会自行痊愈。

问题表征	导致问题的心理原因	新的思维模式
昏迷	感到恐惧。逃避某人某事。	安全感与爱意环绕在我的周遭。治愈的空间已为我开放。有人爱着我。
淤血 　见：支气管炎，感冒，流感		
结膜炎 　见：红眼病	对生活中所见之事感到愤怒和沮丧。	我用爱的双眼看待世事。协调的解决办法是存在的，现在的我选择接受这样的方法。
便秘	拒绝舍弃旧思想。被困在过去。有时显得小气吝啬。	舍弃过去，生气勃勃的新事物就会马上赶来。我允许新生活流淌到我的身边。
鸡眼	思想顽固，固执地抓住过去的伤痛不放。	我从过去中解脱出来，继续向前走下去。我安全感满满，也感到自由。
冠状动脉血栓症	感到孤单与害怕。心想："我还不够好。我做的还不够多。我永远也干不成事。"	我拥有生活的全部。这个世界给予我充分的支持。一切都好。

问题表征	导致问题的心理原因	新的思维模式
咳嗽 　见：呼吸道疾病	想对生活大声吼叫："多注意注意我！多听听我想说什么！"	有人注意到我，也有人欣赏我，而且还是以最为积极的方式。有人爱着我。
腹痛	感到紧张。心里害怕。想要掌控与控制。	我身心放松，让自己的思绪变得平和起来。
哮吼 　见：支气管炎		
哭泣	泪水是生活的河流，从喜悦、惆怅和忧惧中流淌出来。	我与自己所有的情绪达成了和解。我爱自己，也认可自己。
库欣氏病 * 　见：肾上腺问题	心理感到不平衡。产生了太多极为糟糕的想法。有被压垮的感觉。	满怀着爱意，我实现了身体和心灵上的平衡。现在的我选择去拥抱那些让我感觉良好的想法。

---

* 库欣氏病（Cushing syndrome，CS）又称皮质醇增多症（hypercortisolism）。是由多种原因引起的肾上腺皮质长期分泌过多糖皮质激素所产生的临床症候群，也称为内源性库欣综合征。主要表现为满月脸、多血质外貌、向心性肥胖、痤疮、紫纹、高血压、继发性糖尿病和骨质疏松等。

问题表征	导致问题的心理原因	新的思维模式
割伤 　见：伤害，创伤	因为不遵守自己的规则而受到惩罚。	我在生活中为自己设置了不少奖励。
囊肿	感觉像是正在上演一部老旧的悲情电影。在被抚养的过程中受到了伤害。这样的成长是虚假的。	我心中的影片是美好的，因为我选择把看过的影片都当作如此。我爱自己。
囊性纤维化	坚信生活不适合自己。心想："我可真可怜。"	生活爱我，我也爱生活。现在的我选择充分而自由地接受生活。
膀胱炎 　见：膀胱问题		
耳聋	对事物表现得很抗拒，自身又很固执，人也比较孤僻。别人问想听什么话题时，只是没好气地说："别来烦我。"	我在所有声音中听到了神圣和喜悦。我与大家同在。
死亡	代表从生活的影片中消失。	我高高兴兴地迈向人生的全新层面。一切都好。

问题表征	导致问题的心理原因	新的思维模式
痴呆	拒绝按照世界本来的样貌与其相处。感到无助和愤怒。	我所在之处完美无瑕，我每时每刻都是安全的。
消沉	对自己没有权利拥有而心生愤恨。感到人生无望。	现在的我跨越了其他人的恐惧和限制。我走出了自己的人生之路。
糖尿病（高血糖症）	渴望可能发生之事。急需控制自我。心中深深受伤。甜蜜荡然无存。	此时此刻我充满了欢愉。现在的我选择体验属于今天的甜蜜。
腹泻	感到恐惧。对事物表现得很抗拒。遇事逃避。	我摄入、吸收、排泄的次序完美无瑕。我与生活达成了和解。
头晕（眩晕）	心态不稳，思维散漫。拒绝深思。	我注意力非常集中，我的生活宁静祥和。活泼愉悦对我来说并无风险。
干眼症	怒目而视。拒绝用爱去观察世界。宁愿去死也不愿原谅。心怀恨意。	我愿意原谅。我把生活映入我的视野，满怀同情与理解地去看待生活。

问题表征	导致问题的心理原因	新的思维模式
痢疾	感到恐惧和极度愤怒。	宁静浮泛于我心中，我的身体就是最好的体现。
——变形虫引起的	相信它们掌控着你。	我是自己世界的主宰。我内心宁静。
——细菌性的	感到压抑与无望。	我充满活力，来自生活的愉悦感满满，精力旺盛。
痛经 见：女性问题，月经问题	对自己生气。仇恨自己的身体或身为女性。	我爱我的身体。我爱我自己。我爱我在生活中所经历的种种周期。一切都好。
耳	代表听觉。	我用爱去倾听。
耳痛（耳炎：外耳/中耳/内耳）	感到愤怒。不想倾听。生活中有太多混乱。父母经常吵架。	融洽祥和的氛围环绕着我。我怀着爱意倾听生活中的乐事、好事。我集万千宠爱于一身。
瘀斑 见：青肿		

问题表征	导致问题的心理原因	新的思维模式
湿疹	怀有惊人的敌意。精神思绪爆发。	和谐和宁静，爱与欢愉永驻我心，环绕在我的周遭。我安全感满满，感到有保障。
水肿 见：液体潴留，肿胀	心中自问："哪件事放不下？哪个人忘不了？"	我愿意舍弃过去。放手对我来说并无风险。现在的我是自由的。
肘 见：关节	代表改变方向，接受崭新的体验。	我轻轻松松地就能接受新的体验、新的方向和新的改变。
肺气肿	害怕接受生活。觉得自己没有价值，不值得活着。	完满而自由地活着是我与生俱来的权利。我爱生活。我爱自己。
子宫内膜异位症	感到不安全，失望和沮丧。用摄入糖分来替代对自己的爱。责备他人。	我很强大，也令人神往。做女人很好。我爱自己，也感到很充实。
遗尿症 见：尿床		
癫痫症	感到被迫害。拒绝生活。有一种强烈的挣扎感。伤害自己。	我选择把生活当作是永恒而愉快的。我是不灭的存在，我感到很快乐，也很宁静。

问题表征	导致问题的心理原因	新的思维模式
爱－巴二氏病毒感染 *	突破限制。害怕自己还不够好。内在的支持耗尽。压力巨大。	我放松下来,认识到了自己的价值。我已经够好了。人生轻松而愉快。
外斜视 　见:眼部问题		
眼	代表看清楚的能力,包括看清楚过去、现在和将来。	我以爱和愉悦的态度看待世界。
眼部问题 　见:睑腺炎	对自己生活中所看所见之物缺乏好感。	现在我所创造的生活是我爱看爱见的。
——散光	"我"就是个麻烦。害怕真正看见自我。	现在的我愿意看见自己的美丽和光芒。
——白内障	无法以愉悦的心情向前看。感到前途黯淡。	生活永不停止,充满了愉悦。
——儿童眼部疾病	不想看到家里发生的事情。	这个孩子周遭的氛围是和谐、愉悦、美好和安全的。

* 爱-巴二氏病毒感染指由爱波斯坦－巴尔二氏病毒引起的传染性疾病。此病毒是一种亲淋巴细胞病毒,病毒的形态和结构与其他疱疹病毒相同,能感染人及灵长类动物的 B 淋巴细胞,主要通过唾液经口—口密切接触传播。主要表现为发热、咽痛、颈部淋巴结肿大、肝脾肿大等。

问题表征	导致问题的心理原因	新的思维模式
——内斜视 见：角膜炎	不想知道外面发生了什么。各种目的企图发生交叉。	观察生活对我来说并无风险。我感到很平静。
——远视	害怕当下。	此时此刻的我很安全。这一点我看得很清楚。
——青光眼	绝不宽恕，铁石心肠。长期存在的伤害带来巨大的压力，被这种压力压垮。	我用爱和温柔来看待这个世界。
——近视	畏惧未来。	我接受神圣的指引。我总是安全感满满。
——外斜视	畏惧看见此时此地发生之事。	现在的我爱自己，也认可自己。
脸	代表呈现给这个世界的东西。	我爱现在的自己。我把自己的样子呈现给了这个世界。
昏厥（血管迷走神经性发作）	感到恐惧。无能为力。失去知觉。	我有力量，有实力，也有知识去处理生活中的一切事宜。

问题表征	导致问题的心理原因	新的思维模式
肥胖 见：超重	过度敏感。通常代表恐惧和对保护的需求。恐惧之下隐藏的可能是愤怒和拒不宽恕。	神圣的爱护佑着我。我总是安全感满满，感到有保障。我愿意长大，担下生活的责任和重担。我原谅和宽恕他人。现在，我以我想要的方式创造自己的生活。我安然无恙。
——胳膊	爱意遭他人拒绝，感到愤怒。	追求我所欲之爱并无风险。
——腹部	因无法得到食物而心生怒意。	我从精神食粮中摄取营养，我很满足，也很自由。
——臀部	对父母产生如肿块一般无法消除的愤怒。	我愿意原谅过去。我可以跨越父母的局限性，这样做并无风险。
——大腿	对父母有着积压已久的愤怒。常常对父亲大发雷霆。	我把父亲当作一个缺爱的孩子，宽恕他不是难事。我们都感到自由。

问题表征	导致问题的心理原因	新的思维模式
疲劳	感到抗拒，厌倦。对自己做的事情缺乏热爱。	我对生活充满热情，元气满满。
脚	代表对自己，对生活，对他人的理解。	我对生活的理解人所共睹，我愿意因时而变。我感到很安全。
女性问题 见：闭经，痛经，纤维瘤，白带异常，月经问题，阴道炎	否定自我。拒绝认同自己的女性身份。拒绝接受女性的生理规律。	我为自己身为女性感到自豪。我喜欢当女人。我爱自己的身体。
发烧	感到愤怒。怒火中烧。	我以一种沉着冷静的方式来表现平和与爱。
纤维瘤，囊肿 见：女性问题	缓解同伴对自己的伤害。女性自尊受到打击。	我舍弃造成这一切经历的思维模式。我在生活中只创造美好。
手指	代表生活中的细节。	我与生活中的细节达成和解。
——拇指	代表智慧和忧愁。	我心平静。
——食指	代表自尊和恐惧。	我感到有保障。
——中指	代表恐惧和性。	我的性生活很和谐。

问题表征	导致问题的心理原因	新的思维模式
——无名指	代表结合和哀伤。	我以一种平和的方式去爱。
——小指	代表家庭和伪装。	在家庭生活中，我就是我自己。
瘘管	感到恐惧。释放的渠道受阻。	我很安全感。我完全相信生活自有其安排。生活的轮盘为我而转。
肠胃胀气 见：胀气		
流行性感冒 见：流感		
食物中毒	任由他人控制自己。感到毫无防备。	我有实力，也有办法去应对生活中遇到的种种问题。
足部问题	畏惧将来，畏惧生活，止步不前。	在生活中，我继续向前，轻松且愉快。
骨折 见：骨骼问题		
女性性冷淡	感到害怕。对快乐说不。坚信性爱有害。拥有漠不关心的伴侣。害怕父亲。	享受自己的身体并无风险。我为自己身为女性感到高兴。

问题表征	导致问题的心理原因	新的思维模式
真菌感染	观念停止更新。拒绝和过去一刀两断。过去主宰着现在。	我活在当下，开心且自由。
疖 见：疮		
胆结石(胆石症)	充满苦涩。冥顽不化。热衷于谴责他人。为人傲慢。	舍弃过去能带来快乐。生活与我皆甜蜜动人。
坏疽	心理不健全。深陷不良快乐中无法自拔。	现在的我选择让思想归于和谐，让快乐自由自在地流遍全身上下。
胀气(肠胃胀气)	感到生活紧绷。心生恐惧。许多想法和构思还未经消化。	我放松身心，任由生活毫不费力地在体内流淌。
胃炎 见：胃部问题	生活中充满长期的不确定性。感到人生无望。	我爱自己，也认可自己。我安全感满满。
生殖器	代表男性和女性的原则。	做好自己并无风险。

问题表征	导致问题的心理原因	新的思维模式
——生殖器问题	担心自己还不够好。	我为自己对生活的表达感到喜悦。我很完美。我爱自己，也认可自己。
腺体	代表维持现状。积极向上的活动。	在我的小小世界中，我极具创造力。
——腺体问题	缺乏积极的想法。克制自我。	所有的好想法、好活动我都有。现在的我奋勇向前。
癔球症 见：咽肿		
甲状腺肿 见：甲状腺	痛恨遭受苦难。觉得自己是受害者。感到人生受阻。无法得到满足。	我主导自己的人生。我有做好自己的自由。
淋病 见：性病	觉得自己是坏人，需要因此而受到惩罚。	我爱我的身体，也爱自己，我接受自己的性别。
痛风	想要主宰一切。缺乏耐心，感到愤怒。	我感到有保障，安全感满满。我与自己和他人达成和解。

问题表征	导致问题的心理原因	新的思维模式
白发	感到疲惫。崇尚有压力和紧张的生活。	我在生活中的各个方面都表现得很平静祥和。我很强大，也很有能力。
成长问题	抹平旧伤痕。仇恨郁结。	宽恕对我来说不是难事。我爱自己，也会通过自我表扬来奖励自己。
牙龈问题	没能力为自己所做的决定撑腰。活得不明不白。	我是一个有决断力的人。我做事坚持到底，用爱支撑自己。
口臭 见：口气问题	思想陈腐，喜欢恶意地对人说三道四，思想肮脏。	我说话很温柔，也饱含着爱。我所呼出的气息中只包含着美好。
手	可抓，可握，可掐，可放手，可抚摸。代表应对各种生活经历的一切方法。	应对生活中的种种经历时，我都如闲庭信步，心怀爱意与愉悦。
花粉症 见：过敏	情感阻塞。对生活产生恐惧。相信自己会遭到迫害。怀有负罪感。	我集生命之全部于一身。我永远都是安全感满满。

问题表征	导致问题的心理原因	新的思维模式
头痛 　见：偏头痛	否认自我价值。自我批评。感到恐惧。	我爱自己，也认可自己。我用爱的眼光去看待自己和自己所做的事。我安全感满满。
心脏 　见：血液	代表爱与保障感的中心。	我的心随着爱的节律在跳动。
——心脏突发疾病（急性心肌梗死） 　见：冠状动脉血栓症	为了金钱和地位，将心中的快乐全部清空，等等。	我把爱和快乐重新装回我的内心。我把爱传递给所有人。
——心脏问题	有长期的情感问题。缺少快乐。内心变得麻木不仁。崇尚有压力和紧张的生活。	我要时时开心，日日开心，月月年年皆开心。满怀着爱意，我让快乐流淌于我的内心，我的身体，还有我的种种人生经历。
烧心 　见：胃溃疡，胃部问题	害怕，好害怕，真的很害怕。被恐惧牵着鼻子走。	我自由而充分地呼吸着。我安全感满满。我坚信生活自有安排。
便血 　见：肛门直肠出血		

问题表征	导致问题的心理原因	新的思维模式
痔疮 见：肛门	害怕期限将至。对过去怀有怒气。不敢放手。感到负担沉重。	我舍弃所有与爱不相容的事物。我有充足的时间和空间来做我想做的事情。
肝炎 见：肝脏问题	拒绝改变。恐惧、愤怒与仇恨交加。肝脏是愤怒郁积之处。	我的心灵得到净化与解放。我放下过去，迈向全新的未来。一切都好。
疝气	关系破裂。感到巨大的压力和负担，言行富有创造力却不合时宜。	我的心温柔而和谐。我爱自己，也认可自己。我可以自由地做自己。
疱疹（生殖器疱疹） 见：性病	对性有强烈的负罪感，坚信受到惩罚是合理的。在公众面前抬不起头。相信上帝会惩罚自己。拒斥生殖器官。	我对上帝的信念支撑着我。我很正常，也很自然。我为自己的性欲感到欣慰，也为自己的身体感到高兴。我超棒。
单纯疱疹（唇疱疹） 见：感冒疮	牢骚满腹。有苦说不出。	我所想所说只与爱相关。我与生活达成和解。
臀部	维持身体平衡的得力助手。向前移动的主要推手。	每天都很快乐。我感到平衡与自由并存。

问题表征	导致问题的心理原因	新的思维模式
臀部问题	在做重大决定时害怕更进一步。缺乏前进的目标。	我达到完美的平衡。我在每个年龄段都轻松愉快地迈步向前。
多毛症	心中的愤怒被隐藏。如毯子般铺开的毛发往往代表恐惧。总是指责他人。通常不愿意展现自己。	我待自己如父母待孩子，爱意满满。我被爱与认可所环绕。对我来说，展示自我并无风险。
荨麻疹 见：皮疹	小小的恐惧隐藏于心，宛如鼹鼠挖出的小山丘。	我把祥和之光照向生活的每个角落。
霍奇金病 *	责备自己，因自己不够好而感到莫大的恐惧。在激烈的竞争中妄图证明自己，直到血液中的营养透支，最终筋疲力尽。生活的乐趣在寻求认同的竞争中惨遭遗忘。	做自己我感到无比快乐。我现在这样就已经够好了。我爱自己，也认同自己。我乐于表达和接受快乐。

---

* 霍奇金病（Hodgkin's disease），又名淋巴网状细胞肉瘤，是一种慢性进行性、无痛的原发于淋巴结和结外淋巴组织的恶性肿瘤。其原发瘤多呈离心性分布，起源于一个或一组淋巴结，以原发于颈淋巴结者较多见，逐渐蔓延至邻近的淋巴结，然后侵犯脾、肝、骨髓和肺等组织。由于发病的部位不同，其临床表现多种多样。

问题表征	导致问题的心理原因	新的思维模式
液体潴留 　见：水肿，肿胀	你害怕失去什么？	我欣然舍弃。
亨廷顿舞蹈症 *	痛恨自己不能改变他人。感到无助。	我把控制权交给宇宙苍穹。我与自己和生活达成了和解。
活动过度（多动症）	心怀恐惧。感到压力大，狂躁。	我很安全。一切压力都已消解。我已经足够好了。
高血糖症 　见：糖尿病		
远视 　见：眼部问题		
高血压 　见：血液问题		
甲状腺机能亢进 　见：甲状腺	因被忽视而怒气冲冲。	我是生活的中心，我认可自己，也认可我所看到的一切。

---

* 亨廷顿舞蹈症 (Huntington's disease, HD) 是一种罕见的常染色体显性遗传病。患者一般在中年发病，出现运动、认知和精神方面的症状。起病隐匿，进展缓慢，以舞蹈样动作伴进行性认知、精神功能障碍终至痴呆为该病的主要特征。病因是亨廷顿基因上多核苷酸重复序列的错误表达，从而影响不同的分子通路，最终导致神经功能失调和退化。

问题表征	导致问题的心理原因	新的思维模式
换气过度 见：窒息性并发症，呼吸问题	感到恐惧。拒绝改变。不相信生活的安排。	无论在世间何处，我都安全感满满。我爱自己，也相信生活自有其安排。
低血糖症	被生活中的负担压得喘不过气。心中发问："我还有什么用？"	现在的我选择过一种轻松、简单且愉快的生活。
甲状腺功能减退 见：甲状腺	选择放弃。感到绝望般的窒息感。	我过上了新生活，设定了有利于自己的新规则。
回肠炎（克罗恩病*，局限性回肠炎）	心生恐惧。感到忧虑。感觉自己还不够好。	我爱自己，也认可自己。我已尽力而为。我很棒。我心安宁。
阳萎	一提到性生活就有压力，内心紧张，有负罪感。对伴侣心怀怨恨。畏惧母亲。	现在的我在性生活方面秉持一种轻松和愉快的原则。

---

* 克罗恩病（Crohn's disease）又称局限性肠炎、局限性回肠炎、节段性肠炎和肉芽肿性肠炎，是一种原因不明的肠道炎症性疾病，在胃肠道的任何部位均可发生，但多发于末端回肠和右半结肠。和慢性非特异性溃疡性结肠炎两者统称为炎症性肠病 (IBD)。临床表现为腹痛、腹泻、肠梗阻，伴有发热、营养障碍等肠外表现。

问题表征	导致问题的心理原因	新的思维模式
大小便失禁	情绪泛滥。多年来都在努力控制情绪。	我愿意去感受。对我来说，表达自己的情感并无风险，我爱自己。
不治之症	此时此刻，无法借助外部手段治疗自己。必须深入自我去寻求治疗的妙方。不知道从何而来，也不知道向何处去。	奇迹每天都在发生。我深入内心，去消解导致这一切的思维方式，现在的我终得康复。随遇而安吧！
消化不良	出自本能的恐惧和焦虑。对某些事紧抓不放，经常嘀嘀咕咕。	我平静而愉悦地消化吸收了所有的新经历。
感染 　见：病毒感染	感到恼怒。	我选择成为宁静平和之人。
发炎 　见：炎症	感到恐惧。勃然大怒。思维受到怒气左右。	我的思维宁静、平和且集中。
感冒 　见：呼吸道疾病	面对大量的消极因素和形形色色的观念感到害怕。笃信统计数据的力量。	我不人云亦云，也不相信数据表。我对一切阻碍和影响具有免疫力。

问题表征	导致问题的心理原因	新的思维模式
嵌甲症	对自己继续前进的权利感到忧虑和内疚。	选择自己的人生方向是我神圣的权利。我安全感满满。我很自由。
受伤 　见：割伤，创伤	对自己生气。有负罪感。	现在的我以积极的方式舍弃愤怒的情绪。我爱自己，也欣赏自己。
精神错乱（精神疾病）	逃离家庭。逃避现实。逃避主义作祟。与生活严重割裂。	我知道自己在生活中扮演的真正角色，我在表现自我的过程中总是能找到创新点。
失眠症	感到恐惧。不相信生活的安排。怀有负罪感。	我满怀爱意地和这一天说再见并陷入熟睡，也明白明天一切会更好。
肠 　见：结肠	消化吸收存在问题。难以轻松割舍过去。	我轻轻松松地就消化吸收了我所需知道的一切并愉快地与过去分手。
痒（瘙痒症）	具有与天性背道而驰的欲望。欲求不满。心生懊悔。渴望离开。	我在这里感到很平静。我接受自己好的一面，清楚地明白我的需求和欲望都会得到满足。

问题表征	导致问题的心理原因	新的思维模式
炎症 见：发炎	对自己的人生境遇感到愤怒和沮丧。	我愿意改变所有的批评模式。我爱自己，也认可自己。
黄疸 见：肝脏问题	存在内在和外在的偏见。思考失衡。	我对所有人抱持宽容、同情和爱，也包括对我自己。
下巴问题（颞颌关节，颞下颌关节综合征）	感到愤怒。心生怨恨。想要复仇。	我愿意改变导致当下现状的思维模式。我爱自己，也认可自己。我安全感满满。
关节 见：关节炎，肘部，膝盖，肩膀	代表生活方向的改变以及这类改变的难易程度。	适应变化对我来说易如反掌。我的人生得到了神圣的指引，我总是走在最好的方向上。
角膜炎 见：眼部问题	感到极度愤怒。怀有一种想要攻击所见之人、所见之物的欲望。	我让心中的爱来面对我所看到的一切。我选择内心平静。在我的小小世界中，一切皆安好。

问题表征	导致问题的心理原因	新的思维模式
肾脏问题	受到批评，感到失望，铩羽而归。心生羞愧。行为举止像个小孩。	人生中，我总是会按照神圣的指示做出正确的行动。我只看到每次人生经历中好的一面。长大对我来说并无风险。
肾结石	未消解的愤怒郁结成块。	我轻松地消解过去的一切问题。
膝盖 见：关节	代表尊严和自尊。	我能屈能伸，也能激流勇进。
——膝盖问题	固执地坚守尊严和自尊。做不到能屈能伸。感到害怕。不够圆滑。寸步不让。	我学会了宽恕、理解和同情。我能屈能伸，也能激流勇进，一切如闲庭信步。万事安好。
喉炎	气得无语。害怕表达意见。仇视权威。	我能自由自在地获取想要的。表达自我并无风险。我心平静。
身体左侧	代表接受能力，领会能力，女子力，女性，也就是母亲。	我的女子力完美平衡。
腿部	让我们在生活中前进。	生活因我而存在。

问题表征	导致问题的心理原因	新的思维模式
——小腿问题	害怕未来。不想前进。	我满怀自信与喜悦地向前迈进，我知道未来一切都好。
麻风病	根本无力掌控人生。长期认为自己不够好或不够干净。	我跨越一切限制。我受到神圣力量的引导和鼓舞。爱能治愈生活中的一切。
白血病 见：血液问题	残忍地虐杀灵感。心中发问："我还有什么用？"	我跨越过去的限制，拥抱当下的自由。做我自己并无风险。
白带 见：女性问题，阴道炎	笃信女性对男性无能为力。对伴侣感到生气。	一切经历都是我一手创造的。我就是力量。我为身为女性感到高兴。我很自由。
肝脏	愤怒和原始情绪所在之地。	我只知道爱、宁静和愉悦。
——肝脏问题 见：肝炎，黄疸	长期抱怨。为吹毛求疵辩解，以此来欺骗自己。感觉很糟糕。	我选择打开心灵之门。我寻找爱，发现爱其实无处不在。
牙关紧闭症 见：破伤风	感到愤怒。渴望控制。拒绝表达感受。	我相信生活自有其安排。索取自己想要的其实很简单。生活支持着我。

问题表征	导致问题的心理原因	新的思维模式
卢伽雷氏症 　见：肌萎缩侧 索硬化症		
咽肿 　见：癔球症	感到恐惧。不相信生活的安排。	我安全感满满。我相信世界为我而来。我能自由、愉快地表达自我。
肺	代表接受生活的能力。	我以一种完美的平衡来接受生活。
——肺部问题 　见：肺炎	感到绝望。内心悲伤。害怕接受生活。觉得过完满的生活不值得。	我有能力接受完满的生活。我满怀爱意地把人生过到最完满。
狼疮（红斑狼疮）	放弃。宁可死也不愿为人出头。感到愤怒，想要受到惩罚。	我自由且轻松地为自己发声。我有自己的力量。我爱自己，也认可自己。我自由且安全感满满。
淋巴问题	这是一种警告，提醒人们需要重新关注生活的基本点。缺乏爱与快乐。	我现在完全沉浸在体验生命的爱和快乐中。我的生活向前流淌。我的内心安静。
疟疾	生活与自然之间失衡。	我的生活是统一且平衡的。我安全感满满。

73

问题表征	导致问题的心理原因	新的思维模式
乳腺炎 　　见：乳房问题		
乳突炎	感到愤怒和沮丧。不愿关注发生的事情。常见于儿童。恐惧情绪影响到了对事情的理解。	神圣的宁静与和谐环绕着我，永存我心。我是宁静、爱与快乐的化身。在我的小小世界中，一切安好。
尿糖 　　见：糖尿病		
更年期综合征	害怕不再被需要。害怕变老。自我否定。感觉不够好。	在一切变化的轮回中，我感到很平衡，很宁静。我以爱祝福我的身体。
月经问题 　　见：闭经，痛经，女性问题	拒绝自己的女性身份。有负罪感，感到害怕。相信生殖器是罪孽深重且肮脏的。	我接受自己作为女性的全部力量，也认为自己身体的各种变化过程是正常的，自然的。我爱自己，也认可自己。

问题表征	导致问题的心理原因	新的思维模式
偏头痛 　见：头痛	不喜欢受人驱使。抗拒生活的进程。对性感到恐惧（通常可以通过自慰得到缓解）。	我放松自我，坦然对待生活的涌流，让生活轻松舒适地提供我所需要的一切。生活为我而存在。
流产	感到恐惧。对未来感到害怕。心想："不是现在，再等等。"时机不对。	人生中，我总是会迈出正确的一步。我爱自己，也认可自己。一切安好。
传染性单核细胞增多症（菲佛氏综合征 *，淋巴腺热）	因没能获得爱与欣赏而心生愤怒。不再关心自己。	我爱自己，欣赏自己，也关心自己。我已经够好了。
运动晕眩症 　见：晕车，晕船	感到恐惧。对失去控制感到害怕。	我总是能掌控自己的想法。我安全感满满，我爱自己，也认同自己。
口腔	代表接受新观念和营养。	我用爱滋养自己。

---

* 菲佛氏综合征（Pfeiffer syndrome）又叫 5 型尖头并指综合征、诺阿克综合征。它是一种因基因突变缺陷所引起的疾病，特征为桡侧指宽而短，拇指偏向桡侧的尖头并指（趾）畸形，严重的患者多为散发性或偶发性个案，症状较轻微的患者则可能是由父母遗传而来。症状特征为颅缝过早闭合，以致脑无法正常生长，导致颅形异常。

问题表征	导致问题的心理原因	新的思维模式
——口腔问题	固执己见。内心闭塞。无法接受新观念。	我欢迎新的观念和新思想，也准备好了消化和吸收它们。
结肠黏液 见：结肠炎，结肠，肠，痉挛性结肠炎	旧的混乱思想层层堆积，阻塞消解的通道。沉湎于过去的泥潭，无法自拔。	我与过去毅然分手。我思路清晰。我活在当下，内心宁静，心情愉悦。
多发性硬化症	思想固化，铁石心肠，钢铁意志，不懂变通，感到恐惧。	我选择满怀爱意和快乐的思维模式，我的小小世界因此也同样充满爱与愉悦。我安全感满满，也很自由。
肌肉	抗拒新经历。代表在生活中迈步向前的能力。	我的人生体验像是一场欢快动人的舞蹈。
肌肉萎缩症	心想："长大不值得。"	我超越了来自父母的限制。我可以自由自在地做最好的自己。
肌痛性脑脊髓炎 见：爱 – 巴二氏病毒感染		

问题表征	导致问题的心理原因	新的思维模式
心肌梗死 　见：心脏病发作		
近视 　见：眼部问题	畏惧未来。不相信漫漫前路。	我相信生活自有其安排。我安全感满满。
指甲	代表保护。	我安安全全地面向外部的世界。
咬指甲	感到挫折。虐待自己。对父母怀有怨恨。	长大对我来说并无风险。现在的我能快快乐乐、轻轻松松地应付自己的人生。
嗜睡症	无力应付。感到极度恐惧。想要远离一切。不想再待在这儿。	我自始至终依靠神圣的智慧和指引来保护自己，我安全感满满。
恶心	感到恐惧。拒绝任何想法和经历。	我安全感满满。我相信生活自有其安排，只会把好的一面带给我。
近视眼 　见：眼部问题，近视		
颈部（颈椎）	代表变通。能看到事物背后隐藏的东西。	我与生活达成和解。

问题表征	导致问题的心理原因	新的思维模式
颈部问题 见：脊柱错位的影响和应对，101页，颈部僵硬	拒绝看到问题的其他方面。固执，不知变通。	我懂得变通，也懂得放松，因此我能看见事物的各个方面。做事和看待事物的方法有许多种。我安全感满满。
肾炎 见：布赖特氏病	对失望之事和失败反应过度。	人生中，我只做出正确的行动。我舍弃过去，拥抱崭新的篇章。一切安好。
神经	代表交流。具有接收和报告信息的功能。	我能轻松愉快地与人交流。
——神经衰弱	以自我为中心。阻塞了交流的渠道。	我敞开心扉，与人交流时满怀爱意。我安全感满满，我很好。
——神经过敏	感到恐惧，焦虑，活得很挣扎，也很匆忙。不相信生活的安排。	我正处在一场通向永恒无尽的快乐旅程，我的时间还很多。我与自己的内心交流。一切安好。
——神经痛	对有罪的惩罚。对与人交流感到痛苦不堪。	我原谅自己。我爱自己，也认可自己。我用爱与人沟通。

问题表征	导致问题的心理原因	新的思维模式
结节	心怀怨恨与沮丧，因为事业受阻而自尊心受到伤害。	我与内心的拖延症说再见，现在我允许自己获得成功。
鼻子	代表自我认可。	我认识到了自己的直觉能力。
——流血	需要获得赏识。感到缺乏认可，默默无闻。渴求被爱。	我爱自己，也认可自己。我认识到了自己真正的价值。我超棒。
——流涕	需要帮助。内心在哭泣。	我爱自己，用让自己开心的方式安慰自己。
——堵塞	无法认识自我价值。	我爱自己，也欣赏自己。
麻木（感觉异常）	拒绝给予爱和关心。内心麻木。	我与人分享我的感受和爱。我积极回应所有人给予的爱。
骨髓炎 见：骨骼问题	对生活的架构感到愤怒和沮丧。感到无助。	我与生活达成和解，我相信生活自有安排。我安全感满满，感到有保障。
骨质疏松症 见：骨骼问题	感到生活中缺乏支持。	我支持自己，生活也满怀爱意地支持着我。
卵巢	代表创新之源，创造力。	在创新的涌流中，我达到了身心平衡。

问题表征	导致问题的心理原因	新的思维模式
超重 见：肥胖	感到恐惧，需要得到保护。逃避各种感受。感到没有保障，自我否定。寻求满足感。	我与自己的各种感受达成和解。我在此安全感满满。我的安全感由我自己创造。我爱自己，也认可自己。
派杰氏病 *	感觉不再有立根之本。心想："没有人在乎我。"	我知道生活以一种隆重而荣耀的方式支持着我。生活爱着我，也关心着我。
疼痛	有负罪感。负罪感总是会带来惩罚。	我满怀爱意与过去分手。我与过去皆已自由。现在我的内心一切安好。

---

*派杰氏病（Paget's disease）又称湿疹样癌，分为乳腺派杰氏病和乳腺外派杰氏病。乳腺派杰氏病发生于乳头和乳晕，乳头下方常合并有乳腺导管内癌或浸润性癌。乳腺外派杰氏病多发生于外阴、阴囊、腹股沟、腋窝、肛周或外耳道等处，其中位于会阴生殖区或肛旁的部分病例可伴有泌尿生殖道或消化道的癌肿。

问题表征	导致问题的心理原因	新的思维模式
麻痹 见：贝尔氏麻痹症，帕金森综合征 *	思想麻痹。陷入困境。	我可以自由自在地思考，我有轻松愉快的美好经历。
胰腺	代表甜蜜的生活。	我的人生是甜蜜的。
胰腺炎	内心抗拒。心生愤怒与沮丧，因为人生已甜蜜尽失。	我爱自己，也认可自己，我独自一人在人生之路上创造甜蜜与快乐。
瘫痪 见：麻痹	感到恐惧。逃避某种情况或人。内心抗拒。	我与生命是一体的。我在任何情况下都游刃有余。
寄生虫	把权力交给别人，被他人掌控。	我满怀着爱找回了属于我自己的权力，排除了一切外部干扰。
感觉异常 见：麻木		

---

* 帕金森综合征（Parkinson disease, PD）又名震颤麻痹，表现为手抖、震颤，麻痹，其主要症状包括静止性震颤、运动迟缓、运动减少、姿势和步态异常、不宁腿综合征，以及精神异常等，是最常见的神经退行性疾病之一。

问题表征	导致问题的心理原因	新的思维模式
帕金森综合征 见：中风	感到害怕，对控制万事万物和各种各样的人有着强烈的欲望。	知道自己很安全，我就放心了。生活为我而存在，我相信生活自有其安排。
胃溃疡 见：烧心，胃部问题，溃疡	感到害怕。相信自己还不够好。急于取悦他人。	我爱自己，也认可自己。我与自己达成了和解。我很棒。
牙周炎 见：脓肿		
癫痫 见：癫痫症		
菲佛氏综合征 见：传染性单核细胞增多症		
静脉炎	感到愤怒和沮丧。把自己的局限和不悦归咎于他人。	愉悦的波浪在我体内自由流淌，我与生活达成了和解。
痔 见：痔疮		
粉刺 见：黑头粉刺，白头粉刺		

问题表征	导致问题的心理原因	新的思维模式
红眼病 见：结膜炎	感到愤怒和沮丧。不愿面对。	我不再苛求以别人的"正确"来衡量自我。我内心平静。我爱自己，也认可自己。
脑垂体	代表控制中心。	我的身心皆处在完美平衡的状态。我主导自己的所思所想。
足底疣	对自己认知理解的能力心生不满。散播对未来的忧虑情绪。	我轻松自信地迈步向前。我相信生活自有安排，也追随生活的节拍。
肺炎 见：肺部问题	因绝望而变得不顾一切。厌倦生活。存在情感上无法弥合的创伤。	我自由自在地汲取神圣的思想，这些思想充满了生活的智慧和气息。这是一个崭新的契机。
毒葛 *	感到毫无防备，容易受到伤害。	我很强大，很有安全感，也觉得生活有保障。一切安好。

---

* 毒葛为漆属野生植物，广泛生长于美洲，其油质具有很强的致敏性，可引起接触性皮炎，其树叶燃烧时的烟雾可使敏感的人发生变态反应。抗原性物质为儿茶酚类化合物。

问题表征	导致问题的心理原因	新的思维模式
毒栎 * 　见：毒葛		
小儿麻痹症（脊髓灰质炎）	嫉妒的情绪麻痹身心。妄图阻止他人前进的步伐。	每个人都有充足的发展空间。我的美好与自由都是用爱一手创造的。
后鼻滴涕	内心在哭泣。眼泪中饱含稚气。沦为受害者。	我承认并接受，在我的小小世界中，我极富创造力。现在的我选择享受生活。
经前期综合征	任由困惑主导内心。易受外界刺激影响。对女性生理过程感到抗拒。	现在的我可以主导自己的精神世界和日常生活。我是一个元气满满的女生！我身体的每个部分都运转完美。我爱自己。
前列腺	代表男性的准则。	我接受自己的男性气概，也为此感到高兴。

---

*毒栎是一种有毒植物，与毒常春藤相似，但树型更小，直生。小叶卵形，三片，掌状复叶，白色浆果。分布于北美部分多林地区。人体皮肤与毒栎接触，会受到严重刺激，引发皮疹，可立即用水冲洗受刺激部位。

问题表征	导致问题的心理原因	新的思维模式
——前列腺问题	男性气概被内心的恐惧削弱。选择放弃。在性方面感到有压力，心生愧疚。对衰老感到抗拒。	我爱自己，也认可自己。我认同自己的力量。我的精神永远年轻。
瘙痒症 见：瘙痒		
肛门瘙痒 见：肛门		
牛皮癣 见：皮肤问题	害怕受到伤害。抑制自我感觉。拒绝为自己的感情承担责任。	我懂得生活的乐趣。我接受生活中最美好的事物，这也是我应得的。我爱自己，也认可自己。
精神病 见：精神错乱		
耻骨	代表对生殖器的保护。	我的性生活是安全的。
肾盂肾炎 见：尿路感染		
齿槽脓溢（牙周炎）	对无力做决定感到愤怒。意志不坚定。	我认可自己，我所作出的决定于我来说总是恰如其分。

问题表征	导致问题的心理原因	新的思维模式
扁桃腺炎 见：咽痛，扁桃体炎	坚信自己不能为自己发声，也不能谋求自身所需。	满足自身需求是我与生俱来的权利。现在的我安逸且爱意满满地谋求自身所需。
狂犬病	感到愤怒。坚信暴力是解决一切问题的手段。	我的内心宁静祥和。
皮疹 见：哮吼	对延误感到恼怒。以幼稚的方式来吸引他人注意。	我爱自己，也认可自己。我与生活达成和解。
直肠 见：肛门		
呼吸道疾病 见：支气管炎，感冒，咳嗽，流感	害怕完全融入生活。	我安全感满满。我爱我的生活。
风湿病	感觉受到迫害。缺乏爱。慢慢侵入内心的痛苦。心怀怨恨。	我的人生由我做主。我爱自己，也认可自己，我的人生越来越好。
类风湿性关节炎	对权威极度反感。感觉被利用。	我遵从自我。我爱自己，也认可自己。生活很美好。

问题表征	导致问题的心理原因	新的思维模式
佝偻病	情感营养不良。缺乏爱，缺乏保障感。	我的生活有保障，天地万物的爱滋养着我。
身体右侧	代表给予与放手，也代表男子力、男性及父亲。	平衡内心的男子力对我来说易如反掌。
癣	受他人摆布。感觉自己不够好，不够洁净卫生。	我爱自己，也认可自己。任何人，任何事物，任何环境都难以对我施加影响。我很自由。
根管 见：牙齿	再也咬不动任何东西。根本的信念被摧毁。	我为自己和生活打下牢固的根基。心中饱含着愉悦之情，我选择用自己的信念来支撑自己。
驼背 见：肩膀，脊柱弯曲	背负生活的重担。感到人生无助，生活无望。	我勇往直前，自由自在。我爱自己，也认可自己。我的生活每天都在变得更好。
皱纹	脸上的皱纹源于内心的低落。仇恨生活。	我分享生活的乐趣，充分享受着每一天，每一刻。我重拾青春。

问题表征	导致问题的心理原因	新的思维模式
疥疮	思想受他人影响。受他人摆布。	我活力无限，心怀爱意，快乐满满。我为自己而活着。
坐骨神经痛	为人虚伪。对金钱和前途感到畏惧。	我把自己的善推向更高的高度。我的善无处不在，我的生活有保障，我的内心安全感满满。
硬皮病	偏安一隅，无法承受生活的冲击。不相信自己能成功，也不觉得自己能照顾好自己。	我完全放松下来，因为我安全感满满。我相信生活，也信任自己。
脊柱侧凸 见：驼背，脊柱弯曲		
擦伤	感到受到生活的折磨，认为生活就像敲竹杠，而自己却任由宰割。	对于生活的慷慨，我不胜感激。上天保佑着我。
晕船 见：晕动病	感到恐惧。害怕死亡。感到失控。	我在这人世间感到安全感满满。在任何地方，我的内心都很宁静。我相信生活。

问题表征	导致问题的心理原因	新的思维模式
癫痫	逃避家庭，逃避自我，逃避生活。	此心安处是故乡。我感到安全感满满，保障感满满，也得到了他人的理解。
衰老 见：阿尔茨海默病	回到了所谓安全感满满的童年生活。需要获得关心和他人注意。是控制周围其他人的一种形式。逃避主义作祟。	我感到安全感满满，内心宁静。世间万物的智慧作用于生活的每一个层面。
胫骨	理想垮塌。胫骨代表着生活的标准。	满怀着爱与喜悦，我达到了自己定下的最高标准。
带状疱疹（水痘）	提心吊胆地等待结果。感到恐惧与紧张。过于敏感。	我很放松，也很平静，因为我相信生活自有安排。在我的小小世界中，一切安好。
肩膀 见：关节，驼背	代表乐观面对各种生活经历的能力。是错误的态度造成了生活的负担。	我选择让我的人生经历中满怀爱与喜悦。

问题表征	导致问题的心理原因	新的思维模式
镰刀型细胞贫血症	认为自己不够好，因此丧失了生活的乐趣。	这个孩子过得很愉快，举手投足间彰显了快乐，也得到了爱的滋养。生活每天都在创造奇迹。
鼻窦问题（鼻窦炎）	对某个亲近的人感到恼怒。	宁静与祥和常伴吾身，时刻充盈在我的内心。一切都好。
骨架 　见：骨骼	结构崩塌。骨骼代表着生活的结构。	我很强壮，也很健康。我的生活结构很合理。
皮肤	保护个人特征。是一种感知器官。	做自己，我感到安全感满满。
——皮肤问题 　见：哮吼，牛皮癣，皮疹	感到焦虑，害怕。陈旧的污秽物埋藏于心。感觉受到威胁。	满怀着爱意，我以快乐而宁静的思绪守护自己。我原谅了过去，也遗忘了不堪的过去。当下，我感到很自由。
椎间盘突出	感觉生活完全没有垂青自己。缺乏决断力。	生活支持着我的全部思想。我爱自己，也认可自己，一切安好。

问题表征	导致问题的心理原因	新的思维模式
打鼾	冥顽不化。拒绝放弃旧的思维模式。	我舍弃了所有与爱和愉悦不相干的事物。我与过去告别，转而迎接崭新的生活，处理其他重要的事务。
腹腔神经丛	出于本能反应。直觉的核心所在。	我相信我内心的声音。我强大聪慧，也有力量。
咽痛 　见：扁桃腺炎，喉咙，扁桃体炎	愤怒的情绪被压抑。感觉无法表达自己。	我抛开各种限制，可以自由自在地做自己。
疮	深藏于内心而无法发泄的愤怒作祟。	我用愉快而积极的方式表达情感。
痉挛	以恐惧来约束思想。	我舍弃，我放松，我放手。我在生活中安全感满满。
痉挛性结肠炎 　见：痉挛，结肠，肠道，结肠黏液	害怕放弃旧观念。缺乏保障感。	活着对我来说并无风险。生活总是会对我很慷慨，一切安好。

问题表征	导致问题的心理原因	新的思维模式
脊柱弯曲（脊柱侧凸或驼背） 见：驼背，脊柱错位的影响和应对，101 页	无法在生活的支持下向前进步。感到恐惧，抓住旧的思想不放手。不相信生活。不正直。缺乏树立起信念的勇气。	我抛掉了一切恐惧。现在的我相信生活自有其安排。我知道生活为我而存在。在爱意满满中，我傲然挺立。
脊膜炎	愤怒，对生活怒气冲冲。	我与一切指责说再见，我接受生活的宁静与快乐。
脊柱 见：脊柱错位的影响和应对，101 页	代表生活的多重支撑。	生活支持着我。
脾脏	对事情产生执念。	我爱自己，也认可自己。我相信生活自有其安排。我安全感满满。一切安好。
扭伤	感到愤怒，排斥抗拒。不愿意朝着生活中的某个特定方向前进。	我相信生活会把我引向最崇高的善。我的内心归于平静。

问题表征	导致问题的心理原因	新的思维模式
不育	对生活感到恐惧和抵触，认为没必要有抚育孩子的经历。	我相信生活自有其安排。我永远在正确的时间和正确的地方做正确的事情。我爱自己，也认可自己。
落枕 见：颈部问题	冥顽不化。	了解他人的观点和看法并无风险。
僵硬	为人死板，思维固化。	我安全感满满，能够在思想上收放自如。
胃	维持营养，领会思想。	领会生活的真谛对我来说很轻松。
——胃部问题 见：胃炎，烧心，胃溃疡，溃疡	感到恐惧。害怕新事物。无法吸收新思想。	生活认同我。我无时无刻不在吸收新思想。一切安好。
脑卒中 见：脑血管意外	放弃。排斥和抗拒。心想："宁愿死，也绝不改变。"拒绝生活。	生活中总是会有变化，我轻轻松松就能适应新事物。我接受生活，无论是过去、现在，还是将来。
口吃	感到缺乏安全。缺乏对自我的表达。被禁止哭泣。	我可以自由自在地为自己发声。我现在对表达自我很有把握。我只用爱交流。

问题表征	导致问题的心理原因	新的思维模式
睑腺炎 　见：眼部问题	怒气冲冲地看待生活。生某人的气。	我选择用快乐和爱来看待万事万物。
自杀	认为生活非黑即白。拒绝另寻出路。	我的生活充满各种可能性。总会有其他出路的。我安全感满满。
肿胀 　见：水肿，液体潴留	思维停滞。思路受阻，内心痛苦。	我的思维迅捷流畅。我足智多谋，轻松前进。
梅毒 　见：性病	放弃自己的权力，自甘无能。	我决定做我自己。我认同自己现在的样子。
绦虫	坚信自己是受害者，不干净。对他人似是而非的态度感到无助。	其他人只会映射我对自己的积极情感。我热爱也认可自己的一切。
牙齿	代表决断。	
——牙齿问题 　见：根管	长期犹豫不决。无法将想法拆分重组，以供分析和决断。	我以事实为基准来做决断。在生活中，我知道自己只会做出正确的行动。
颞下颌关节 　见：下巴问题		
睾丸	代表男性原则与男子气概。	身为男性，我安全感满满。

问题表征	导致问题的心理原因	新的思维模式
破伤风 　见：牙关紧闭症	需要释放愤怒和郁结已久的想法。	我用内心的爱来洗刷自己，净化自己，治愈我身心情感的方方面面。
喉咙	表达自我和创新的通道。	我敞开心扉，歌唱爱和欢愉。
——喉咙问题 　见：咽痛	缺乏为自己发声的能力。愤怒之火如鲠在喉。创造力受到压抑。拒绝改变。	为自己发声是正当的。我自由而欢快地表达自我。我向世人展现出自己的创造力。我愿意去改变。
鹅口疮 　见：念珠菌病，口腔，真菌感染	为做出错误的决定而生气。	满怀着爱意，我接受了自己的决定，也明白自己可以任意改变。我安全感满满。
胸腺	掌管免疫系统的腺体。感觉受到生活的摧残。感觉有人对我紧追不放。	因为我怀着满腔爱意，所以我的免疫系统变得更加强大。无论内外，我都安全感满满。我用爱聆听自己的声音。

问题表征	导致问题的心理原因	新的思维模式
甲状腺 　见：甲状腺肿，甲状腺机能亢进，甲状腺功能减退	受到羞辱。心中发问："我从来都不能做我想做的，什么时候我才能时来运转呢？"	我跨越了过去的界限，可以自由地表达自我，极富创造性地表达自我。
抽搐	感到恐惧。感觉被他人监视。	我得到了生活的完全认可。一切安好。
耳鸣	拒绝倾听。不去聆听内心的声音。冥顽不化。	我相信我能成为更好的自己。我满怀着爱去聆听我内心的声音。我舍弃一切与爱不相容的东西。
脚趾	代表未来的小小细节。	一切细节都会得到妥善处理。
舌头	代表快乐地品味生活愉悦感的能力。	我对生活的慷慨以待感到身心愉悦。
扁桃体炎 　见：扁桃腺炎，咽痛	感到恐惧。代表情绪。创造力受到压抑。	我心中的善如涓涓细流般自由流淌。神圣的思想通过我得以表达。我心宁静。

问题表征	导致问题的心理原因	新的思维模式
结核病	因自私而日渐消瘦。占有欲爆棚。内心残暴不仁。想要复仇。	我爱自己，也认可自己，同时也在打造一个属于我的小小世界，那里充满了快乐与安宁。
肿瘤	舔舐旧伤，缓解生活的冲击。怨恨郁结。	满怀爱意，我与过去平静分手，转而把注意力集中在新的一天。一切安好。
溃疡 见：烧心，胃溃疡，胃部问题	感到恐惧。坚信自己不够好。有什么东西在侵蚀着你。	我爱自己，也认可自己。我的内心祥和而宁静。一切安好。
尿道炎	心生愤怒，情绪波动。指责他人。	生活中，我只想活得开心。
尿道感染（膀胱炎，肾盂肾炎）	怒气冲冲。通常针对异性或爱人。责备他人。	我摒弃造成如此现状的思维模式。我愿意去改变。我爱自己，也认可自己。
荨麻疹 见：哮吼		
子宫	代表创造力的源泉。	我沐浴在创造力的源泉之中。

问题表征	导致问题的心理原因	新的思维模式
阴道炎 　见：女性问题，白带	对伴侣感到愤怒。对性感到愧疚。惩罚自己。	我爱自己，也认可自己，其他人的行为只是对此的反映。我为自己的性欲感到欣喜。
水痘 　见：带状疱疹		
静脉曲张	所处的环境令人感到厌恶。气馁。工作过度，负担过重。	我沐浴在真理之中，快乐地生活，快乐地向前进发。我爱生活。我自由自在地在生活中流转循环。
血管迷走性发作 　见：昏厥		
性病 　见：艾滋病，淋病，疱疹，梅毒	对性感到愧疚。认为会受到惩罚。认为生殖器是罪恶而肮脏的。虐待他人。	满怀着爱意与喜悦，我接受了自己的性欲和其表现形式。对我有益的思想，我选择接受；使我精神舒畅的思想，我也选择接受。
眩晕 　见：头晕		

问题表征	导致问题的心理原因	新的思维模式
病毒感染 见：感染	生活缺乏快乐，充满苦涩。	满怀着爱意，我让快乐的涌流在我生活中自由流淌。我爱我自己。
白癜风	感觉完全置身事外。缺乏归属感。不属于任何团体。	我处在生活的正中心。我沉浸在爱当中。
呕吐	强烈排斥和抗拒各种思想。对新事物感到畏惧。	我安全感满满且快乐地去感受生活。在我身上只有好事发生。
阴户	代表脆弱。	内心脆弱并无风险。
疣	恨意的小小爆发。认为自己很丑。	我是生活中爱与美的充分表达。
虚弱	需要精神上的休息。	我给心灵放了个假，轻松且愉快。
白头粉刺 见：丘疹	妄图掩盖自己的丑陋。	我承认自己很漂亮，也有人爱。
智齿，阻生齿	没有给心灵以足够的空间来打下坚实的基础。	我向悠远漫长的人生之路敞开心扉。我有足够的空间去成长与改变。

问题表征	导致问题的心理原因	新的思维模式
创伤 见：割伤，受伤	感到愤怒，对自己感到愧疚。	我宽恕自己，我选择爱自己。
手腕	代表运动和安逸。	我选择用爱，用智慧，用从容不迫的态度来面对生活中的种种经历。
真菌感染 见：念珠菌病，鹅口疮	否认自己的需求。不支持自己。	现在的我选择用快乐与爱的方式来支持自己。

脊柱错位的影响和应对

　　许多人背部都有各种各样的毛病，所以我把所有与脊柱和脊骨相关的信息单独列作一个类别，以期帮助更多的人。请仔细研读附带的脊柱图和其中的信息，并对照阅读下文列出的对应的心理因素。还是老办法，请发挥你们的聪明才智，明确对自己有用的信息。

脊柱错位影响表

脊骨	影响区域	具体表征
1C	大脑血液供应，脑垂体，头皮，脸骨，大脑，内耳，中耳，交感神经系统。	头痛，紧张，失眠，感冒，高血压，偏头痛，神经衰弱，失忆，慢性疲劳，头晕。
2C	眼睛，视神经，听觉神经，鼻窦，乳突骨，舌头，额头。	鼻窦炎，过敏，内斜视，耳聋，眼疾，耳痛，晕厥，特定情况下的失明症。
3C	脸颊，外耳，脸骨，牙齿，三叉神经。	神经痛，神经炎，痤疮，丘疹，湿疹。
4C	鼻子，嘴唇，嘴巴，咽鼓管。	花粉热，白内障，听力损失，扁桃体肥大。
5C	声带，颈部腺体，咽。	喉炎，声音嘶哑，咽部问题（咽痛，发炎）。

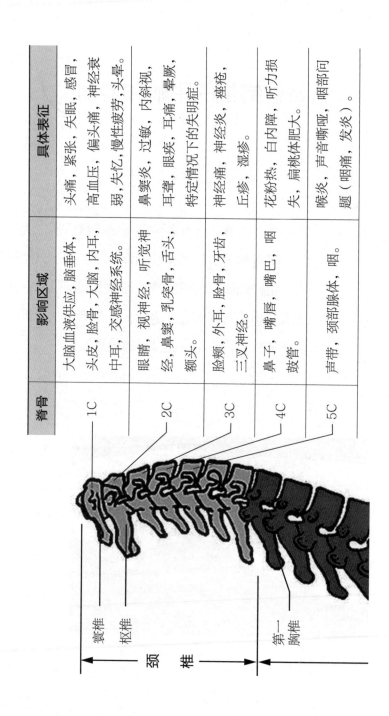

寰椎
枢椎
第一胸椎
颈椎

脊骨	影响区域	具体表征
6C	颈部肌肉，肩膀，扁桃体。	落枕，上臂疼痛，扁桃体炎，百日咳，哮喘。
7C	甲状腺，肩部滑囊，肘部。	滑囊炎，感冒，甲状腺疾病。
1T	肘部以下手臂（包括手、手腕，手指），食道，气管。	哮喘，咳嗽，呼吸困难，呼吸短促，下臂和手部疼痛。
2T	心脏（包括瓣膜和覆盖物），冠状动脉。	功能性心脏疾病，一些特定的胸部疾病。
3T	肺，支气管，胸膜，胸部，乳房。	支气管炎，胸膜炎，肺炎，充血，流感。
4T	胆囊，总胆管。	胆囊疾病，黄疸，带状疱疹。
5T	肝脏，太阳神经丛，血液。	肝病，发烧，低血压，贫血，血液循环不畅，关节炎。

寰椎
枢椎

颈椎

第一胸椎

胸椎

脊骨	影响区域	具体表征
6T	胃部。	胃病（神经性胃炎，消化不良，胃灼热，消化不良）。
7T	胰腺，十二指肠。	溃疡，胃炎。
8T	脾脏。	抵抗力低下。
9T	肾上腺。	过敏，荨麻疹。
10T	肾脏。	肾脏病，动脉硬化型慢性疲劳，肾炎，肾盂肾炎。
11T	肾脏，输尿管。	皮肤问题（痤疮，丘疹，湿疹，疖子）。
12T	小肠，淋巴循环。	风湿病，腹痛，特定种类的不孕症。
1L	大肠，腹股沟。	便秘，结肠炎，痢疾，腹泻，撕裂，疝气。
2L	阑尾，腹部，大腿。	抽筋，呼吸困难，酸中毒，静脉曲张。

胸 椎

第一腰椎

脊骨	影响区域	具体表征
3L	性器官，子宫，膀胱，膝盖。	膀胱问题，月经问题（痛经或月经不规律），流产，尿床，阳痿，更年期经常膝关节痛。
4L	前列腺，下背部肌肉，坐骨神经。	坐骨神经痛，腰痛，排尿困难，排尿痛苦，尿频，背痛。
5L	小腿，脚踝，脚。	腿部血液循环不良，脚踝肿胀，小腿脚脚踝虚弱，脚踝足弓虚弱，脚冷，腿软，腿抽筋。
骶骨	髋骨，臀部。	骶髂关节问题，脊柱弯曲。
尾骨	直肠，肛门。	痔疮，瘙痒，坐下时脊柱末端疼痛。

脊骨和椎间盘错位可能会刺激神经系统，影响身体结构、器官和功能，从而导致上表所示的病症。

第一腰椎

腰椎

骶骨

骨盆

尾骨

脊柱错位的治愈性内心认定

脊骨	导致问题的心理原因	新的思维模式
颈椎		
1C	感到恐惧。内心困惑。逃避生活。感觉自己不够好。心中发问："邻居们会怎么说我？"在心里喋喋不休。	我处在焦点，镇定自若，内心平衡。这个世界认同和接纳我。我相信更崇高的自我。一切安好。
2C	拒绝智慧。拒绝了解或理解他人。犹豫不决。心怀愤恨，责备他人。生活失衡。否定自己的灵魂。	我与宇宙同在，我与生活共存。对于我来说，了解他人和自我成长并无风险。
3C	代人受过。心生愧疚。可怜兮兮。犹豫不决。饱受折磨。好大喜功。	我只对自己负责，我为自己感到高兴。我能应付我所创造的一切。
4C	感到愧疚。心中压抑着怒火。内心苦涩。各种情感交织郁结。压抑隐忍。	我与生活沟通无阻。现在的我可以自由自在地享受生活。
5C	害怕受人嘲讽与羞辱。害怕表达自我。拒绝他人的善意。负担过重。	我与人沟通顺畅。我接受自己的善。我放弃所有奢望。有人爱我，我安全感满满。

脊骨	导致问题的心理原因	新的思维模式
6C	负担重重。身心过载。想收拾他人。内心抗拒。缺乏变通。	满怀着爱意，我不再揪着别人的问题不放，而是让他们自己吸取教训。我爱护自己。我的生活很轻松。
7C	内心困惑。感到愤怒。感到无助。无法接触外界。	做自己是我与生俱来的权利。我原谅过去。我知道自己是什么样的人。我满怀着爱与他人交往。
胸椎		
1T	害怕生活。应接不暇。无力应对。与生活隔绝。	我接受生活，也很容易就能领悟生活。一切的善现在都归我所有。
2T	心生恐惧，内心痛苦，感到受伤。不愿去感受各种各样的情绪。封闭内心。	我已经在心里原谅了自己，释放了自己。爱自己并无风险。实现内心的祥和宁静是我的目标。
3T	内心混乱。旧伤未愈，伤口弥深。无法交流。	我宽恕包括自己在内的所有人。我能照顾好自己。
4T	内心苦涩。想让别人犯错。谴责他人。	我宽恕自己，我们都迎来了自由。
5T	拒绝处理自己的情绪。百感交集。怒火攻心。	我让生活的涌流从心中流过。我愿意好好活着。一切安好。

脊骨	导致问题的心理原因	新的思维模式
6T	对生活感到愤怒。负面情绪郁结。害怕未来。忧虑不止。	我相信生活会以积极的方式呈现在我的面前。爱自己并无风险。
7T	痛苦郁结于心。拒绝享受生活。	我愿意放手。我让生活变得甜美。
8T	对失败产生执念。对自己的善产生抗拒。	我是开放的，接受一切美好的事物。这个世界爱着我，也支持着我。
9T	感觉被生活辜负。指责他人。认为自己是受害者。	我自己拥有力量。满怀着爱意，我创造出了属于我的一片天地。
10T	不愿负责。只想当受害者。心想："都是你的错。"	我向欢乐与爱敞开心扉，我可以自由地去爱，自由地去追寻快乐，也可以自由地去选择被爱，接受他人带来的欢乐。
11T	自视甚低。社交恐惧。	我觉得自己很美，值得被他人爱与欣赏。能做自己，我很自豪。
12T	放弃生活的权利。感到缺乏保障，害怕去爱。无法消化情绪。	我选择把生活的乐趣带向世界。我愿意照顾好自己。

脊骨	导致问题的心理原因	新的思维模式
腰椎		
1L	渴望爱，却又想要独处。缺乏保障。	在这苍穹浩宇间，我安全感满满，生活爱我，也支持我。
2L	深陷童年的痛苦，无法自拔。毫无出路。	我不受父母的约束，为自己而活。现在该我活出风采了。
3L	受到性虐待。心生愧疚。恨自己。	我已经与过去分手。我珍视自己，也珍视着自己的性欲，原来性是这样美好。我安全感满满。有人爱着我。
4L	拒绝自己的性欲。经济窘迫。对自己的事业感到恐惧。无力感爆棚。	我爱自己现在的样子。我拥有根植于自己的力量。我在各方面都感到很有保障。
5L	感到缺乏保障。沟通困难。心生愤怒。缺乏接受快乐的能力。	我就该享受生活。我只要我想要的，我欣然接受生活。
骶骨	缺乏力量。过往的愤怒郁结于心。	我是我自己生活中的力量之源与绝对权威。现在的我已舍弃过去，时时处处为自己着想。

脊骨	导致问题的心理原因	新的思维模式
尾骨	自我失衡。紧抓不放。责怪自己。活在过去的痛苦之中。	我通过爱自己来找回生活的平衡。我活在当下，也爱自己现在的模样。

再致读者

　　我发现孩子和小动物一样，就像是一张白纸，极易受到周围成年人思想的影响。因此，和小朋友或者宠物相处时，要多运用积极的内心认定。这些话尤其适用于那些围在孩子身边并影响孩子身心成长的家长、老师、亲友等，积极的内心认定有助于清除孩子们思想中的糟粕。

　　记住，形而上学指的是超越物质层面来探讨背后的精神和心理因素。举例来说，有人若是有便秘的毛病，那么肯定是缺乏某种信念。即便拥有这种信念，也会具有一定的局限性。对于思想中的糟粕，人们之所以不敢放手，是因为害怕找不到能够替代的事物，其实也就是对过去的痛苦回忆耿耿于怀，不愿与过去一刀两断。

　　很多人害怕放弃一些对自己不再有益的事物，如一份不如意的工作，或者是一些现在已无法再使用的物品，甚至在金钱上锱铢必较。在疾病中，可以找到许多与心态有关的蛛丝马迹。

　　我希望大家能明白，攥紧拳头或态度强硬并不会为你的生活带来新气象。我会帮助各位建立起对浩缈苍穹的信任，因为它给予人们活下去的力量与生活所需，让生命随着生活的律动自由流淌。

我会帮助各位与恐惧一刀两断，教各位用不同的方法正确运用自己的思维，形成良性循环。我可能还会让各位回家打扫一下衣橱，把没用的闲置物品都清理出去，以便为新物件腾出位置。

在做这些事情的同时，我会要求各位大声说："旧的不去，新的不来！"道理虽然简单，但效果却很让人受用。只要理解了什么是一刀两断，什么是放手，那么代表执念的便秘自会改善，也就可以随时通过正常的方式排便了。

也许各位都注意到我经常使用爱、宁静、愉悦和自我肯定这四大概念。如果我们能够真正活在爱中，认可自己，也相信宇宙天地能给予我们生活所需，那么内心的宁静与愉悦自会显现，疾病与不适也会消失不见。

我们的目标是活得开心，活得健康，独自一人也要活得逍遥自在。爱会化解愤怒，爱会消解怨念，爱会驱散恐惧，爱会带来保障。学会自爱，生活自会轻松和谐，身体自会健康无恙，发展自会越来越好，心情自会愈发愉悦。

当身体出现病变时，请按照以下方法使用本书。

1. 找到心理诱因。查看书中所列心理诱因是否适用于自己。若是不适用，静静地坐下来问自己：到底是什么心态造成了这样的问题？

2. 大声反复地对自己说（声音越大越好）：我要与引发疾病的思维模式和思想观念一刀两断。

3. 多次复述列表中提示的新的思维模式。

只要确认所患病症，就重复以上三步。

爱之疗愈

每天阅读这篇写在最后的感想，会让大家受益良多。本文旨在帮助各位形成良好的心态，打造强健的体魄。

在我生命的深处，有一口爱之井，取之不尽，用之不竭。现在，我允许这份爱涌现出来，充盈我的内心、我的身躯、我的脑海、我的精神和我的生命，这份小小的爱从我的身体扩散开来，然后带着成倍的爱重新回到我的身体里。我给予和得到的爱越多，我要付出的爱也就越多，爱的供给无穷无尽。付出并得到爱让我感觉良好，这是我内心快乐的体现。

我爱自己，因此我才给自己创造一个舒适的家。这个家满足了我的各种需求，我也乐在其中。我让每个房间都充满了爱，任何进入房间的人，包括我自己，都会感受到这份爱，并受惠于这份爱。

我爱自己，因此我选择了一份真正热爱的工作。这份工作能够发挥我的创造力，让我的各种能力得以施展，还能和我爱的人、爱我的人共同努力奋斗，薪水和酬劳也相当可观。

我爱自己，因此我以充满爱意的方式对待所有人。我很清楚，我施予他人的爱最后都会加倍返还给我。在我的小小世界中，我只会吸引那些心怀爱意的人，因为他们能够映射出我本来的样子。

我爱自己，因此我原谅过去的一切，并与过去彻底一刀两断，我因此感到无限自由。

我爱自己，因此我完全活在当下。我所经历的每时每刻都是美好的，也坚信自己拥有光明、快乐且有保障的未来。我是这个世界的宠儿，这个世界满怀慈爱地照顾着我，直到永远。

事实也的确如此。

我爱你们!

结 语

最近一次修订《身心的重建》是在 1988 年。在这之后，我还是会源源不断地收到人们的邮件，询问造成时下最新疾病的思维模式，比如纤维肌痛综合征 *，但是我觉得没必要再往书中添加更多的内容了。

我发现，其实只有恐惧和愤怒会引起疾病。愤怒的表现形式有急躁、苦恼、沮丧、批评、怨恨、嫉妒或者辛酸，这些心态都会毒害大家的身体。只要放下这些负担，身体器官就会正常运转。恐惧的表现形式有紧张、焦虑、不安、担忧、疑虑、保障感缺失、自卑或者是否定自我价值。大家有这些负面情绪吗？要想获得治愈效果，我们必须学会用信念代替恐惧。

用什么样的信念代替恐惧？当然是对生活的信念。我

---

* 纤维肌痛综合征是一种非关节性风湿病，临床表现为肌肉骨骼系统多处疼痛与发僵，并在特殊部位有压痛点。纤维肌痛症可继发于外伤和各种风湿病，如骨性关节炎、类风湿关节炎及各种非风湿病（如甲状腺功能低下、恶性肿瘤）等。

坚信我们生活在一个"认可"的世界中，无论选择相信什么，这个世界总是会认可我们。不管生活贫困还是富有，一样都会得到这个世界的认可，因此，大家要相信保持健康是我们应有的权利。健康对于我们而言，就是自然而然的事，这个世界也会认可并支持我们这样的信念。要做一个接受并被"认可"的人，要明白自己其实活在一个"认可"的世界中，并不断得到这个世界的回馈。

若是发现自己得了某些《身心的重建》中没有提到的疾病，请自己进行调查分析，找出导致这些疾病的内在心理诱因，自己治愈自己。也请大家扪心自问："这种病到底是恐惧的某种形式，还是愤怒的某种形式？你们愿意与这些情绪一刀两断吗，你们愿意用积极的内心认定来替代这些负面情绪吗？"

爱自己对重建身心有很大的帮助，因为爱本身就有治愈身心的力量。

怎么爱自己呢？

首先，最重要的是不要去批评自己和他人。接受自己本来的样子，多夸夸自己。批评会破坏人的内在精神，而赞扬则会重建内在精神。多对着镜子前的自己说："我爱你，我真地爱你。"可能开始这么做时很难说出口，但请多加练习，很快大家就会发现自己说的这些话都已成真。尽量多去爱自己，生活也会把这份爱回馈给大家。

顺带提一句，纤维肌痛综合征的病因也是源于恐惧，其主要表现为压力导致的情绪紧张。

露易丝·海

Laurie Way

2008 年

（我的另一本书《自我肯定的力量》会为大家列出更多积极的内心认定，大家可以以此为例开启心灵旅程，慢慢地你们也会建立起属于自己的内心认定。）

本书作者并非为读者提供医学建议，也不是要把任何方法在未经医生允许的情况下，作为治疗的方案推荐给读者，直接或间接地用于处理生理或医学问题。作者的目的只是提供一些信息，帮助大家追求整体的、自然的健康。如果读者愿意使用本书中的任何信息来改变自己的健康状况，这是大家的权力，作者和出版者对这种行为不负任何责任。

露易丝·海"生命的重建"自助系列

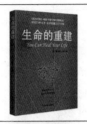	**《生命的重建》** 改变千万人的励志图书 帮助我们学会爱自己，接受自己，宽恕别人 著译者：露易丝·海 / 著　　徐克茹 / 译 ISBN：9787801445445　　开本：16 开 页码：200 页　　　　　　定价：22.80 元
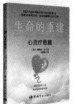	**《生命的重建·心灵疗愈篇》** 一本有效的心灵疗愈实践手册 跟着这本书，开启一场自我革新之旅 著译者：露易丝·海 / 著　　张晰綪 / 译 ISBN：9787515923314　　开本：16 开 页码：208 页　　　　　　定价：36.00 元
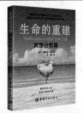	**《生命的重建·冥想治愈篇》** 重新审视自己的生活经历 摆脱消极观念和自我否定，让生活渐入佳境 著译者：露易丝·海 / 著　　孟瑶 / 译 ISBN：9787515923321　　开本：16 开 页码：268 页　　　　　　定价：39.00 元
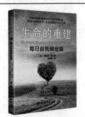	**《生命的重建·每日自我肯定篇》** 一本自我肯定全彩日历书 每日肯定自己，用全新思维习惯重建美好人生 著译者：露易丝·海 / 著　　张晰綪 / 译 ISBN：9787515923307　　开本：16 开 页码：192 页　　　　　　定价：49.00 元
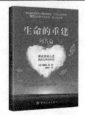	**《生命的重建·问答篇》** 谁都有能力改变自己，自己解决问题 找到"发自内心"的答案 著译者：露易丝·海 / 著　　唐志红 / 译 ISBN：9787515902241　　开本：16 开 页码：216 页　　　　　　定价：28.00 元

露易丝·海"内心的力量"自助系列

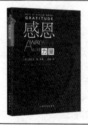	**《感恩的力量》** 学会感恩，创造更丰饶、更富足的人生 著译者：露易丝·海等 / 著　　孟瑶 / 译 ISBN：9787515923536　　　开本：16 开 页码：212 页　　　　　　　　定价：42.00 元
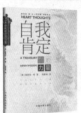	**《自我肯定的力量》** 在内心做出积极的认定，开启心灵疗愈之路 著译者：露易丝·海 / 著　　张晰絹 / 译 ISBN：9787515923475　　　开本：16 开 页码：248 页　　　　　　　　定价：49.00 元
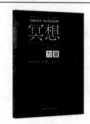	**《冥想的力量》** 通过冥想，与内心深处的智慧中心连结 著译者：露易丝·海 / 著　　孟瑶 / 译 ISBN：9787515923260　　　开本：16 开 页码：112 页　　　　　　　　定价：29.00 元